# 강원대학교 병원

**필기시험**
간호사 전공

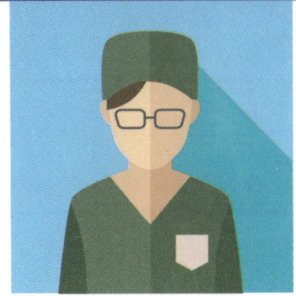
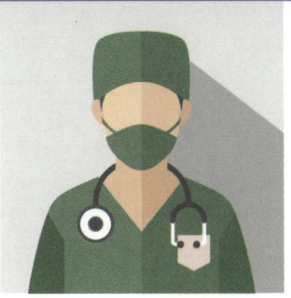
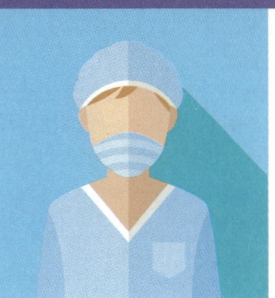
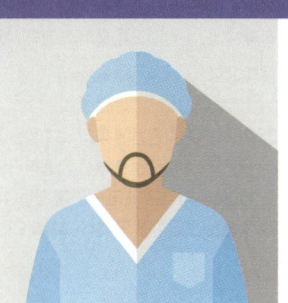

# 강원대학교병원
## 실력평가 모의고사

| | |
|---|---|
| 개정판 인쇄 | 2024년 07월 22일 |
| 개정2판 발행 | 2025년 07월 14일 |

| | |
|---|---|
| 편 저 자 | 간호시험연구소 |
| 발 행 처 | ㈜서원각 |
| 등록번호 | 1999-1A-107호 |
| 주　　소 | 경기도 고양시 일산서구 덕산로 88-45(가좌동) |
| 교재주문 | 031-923-2051 |
| 팩　　스 | 031-923-3815 |
| 교재문의 | 카카오톡 플러스 친구[서원각] |
| 홈페이지 | goseowon.com |

▷ 이 책은 저작권법에 따라 보호받는 저작물로 무단 전재, 복제, 전송 행위를 금지합니다.
▷ 내용의 전부 또는 일부를 사용하려면 저작권자와 (주)서원각의 서면 동의를 반드시 받아야 합니다.
▷ ISBN과 가격은 표지 뒷면에 있습니다.
▷ 파본은 구입하신 곳에서 교환해드립니다.

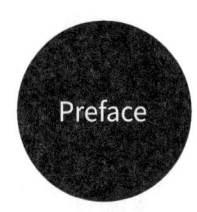

강원대학교병원은 2000년 개원 이래 비약적인 발전을 거듭하여 명실상부한 도내 거점 국립대병원으로 자리매김하였으며, 강원도 의료의 중추이자 국가의료체계의 허브로서 공공의료의 중심 역할을 수행하고 있습니다.

강원대학교병원 간호직 채용 절차는 서류전형, 필기전형, 면접전형으로 이루어져 있으며, 2차 필기전형 과목은 간호사 국가고시 필기시험에 준하는 성인간호학, 모성간호학, 아동간호학, 지역사회간호학, 정신간호학, 간호관리학, 기본간호학이며 60분 동안 치러집니다.

100점 만점 환산 점수가 60점 미만인 자는 불합격으로, 필기시험 점수에 가점을 합산한 최종점수 순으로 채용 예정 인원의 2배수를 선발합니다.

이에 본서는 강원대학교병원의 최근 채용 경향과 특성을 반영하여 2024년 기출 복원 문제 1회분과 실전 모의고사 3회분으로 구성하였습니다. 풀이 후 오답 분석을 통해 자신만의 취약점을 보완할 수 있도록 상세한 해설과 Plus Tip, 실전 대비를 위한 OMR 답안지를 수록하였습니다.

**합격을 향해 고군분투하는 수험생들에게 힘이 되는 교재가 되기를 바라며, 좋은 결과가 있기를 서원각이 응원합니다.**

# Structure

병원정보 + 기출복원문제 + 실력평가 모의고사 3회분 + 자세한 해설 및 OMR

병원 정보를 확인하세요!

직무 안내, 환자의 권리 및 의무를 한눈에 확인하세요!

기출유형 문제로 구성된 모의고사로 학습하세요.

2024년 기출복원문제로 시험유형을 파악하세요.

한 회차의 정답을 한눈에 확인하세요!

실전 연습을 위한 답안지를 확인하세요!

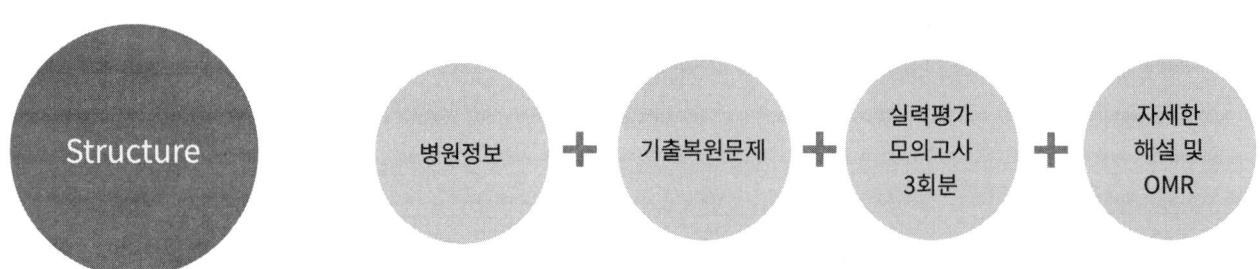

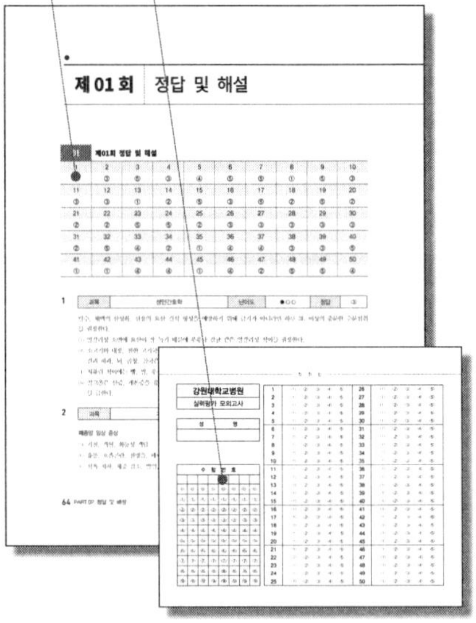

### 강원대학교병원 정보

강원대학교병원의 전반적인 정보를 확인해보세요!

### 기출복원문제&실력평가를 위한 3회분 모의고사

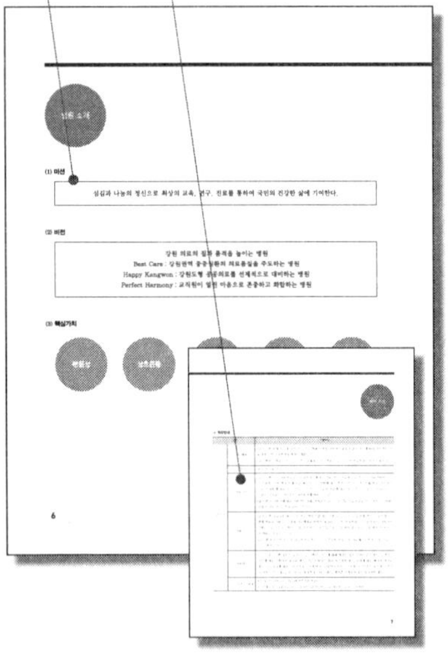

강원대학교병원 2024년 기출복원문제와 출제 유형에 따라 구성한 3회분 모의고사입니다. 시간과 배점을 고려하여 실전처럼 풀어보세요!

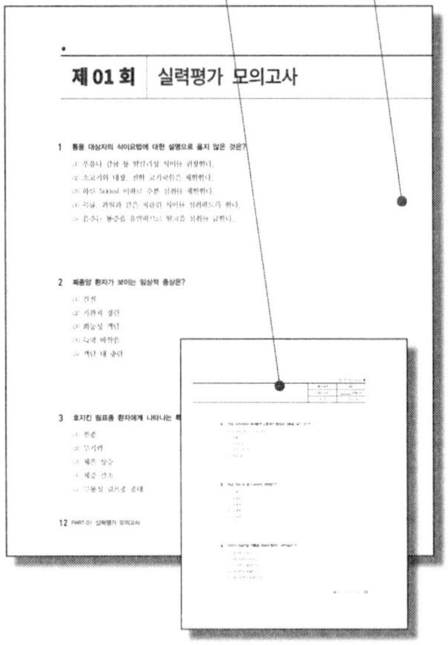

### 해설 및 OMR 답안지

문항별 상세한 해설로 오답과 정답에 따른 근거를 확인해보세요! 수록된 OMR 카드로 실전처럼 연습할 수 있습니다.

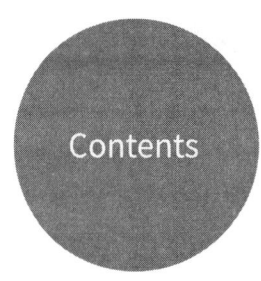

# Contents

## PART 01

### 기출복원문제

2024.07.27 기출복원문제 ............................ 012

## PART 02

### 실력평가 모의고사

제01회 실력평가 모의고사 ............................ 030
제02회 실력평가 모의고사 ............................ 046
제03회 실력평가 모의고사 ............................ 062

## PART 03

### 정답및해설

2024.07.27 기출복원문제 정답 및 해설 ............ 082
제01회 정답 및 해설 ...................................... 094
제02회 정답 및 해설 ...................................... 110
제03회 정답 및 해설 ...................................... 124

**OMR 제공**

모의고사를 풀어본 후에 수록된 OMR 답안지에 작성해보세요.
시간에 유의하여 실제 시험처럼 준비해보세요!

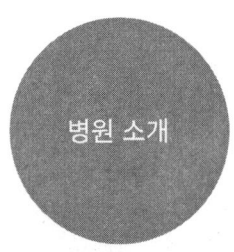

## 병원 소개

**(1) 미션**

> 섬김과 나눔의 정신으로 최상의 교육, 연구, 진료를 통하여 국민의 건강한 삶에 기여한다.

**(2) 비전**

> 강원 의료의 질과 품격을 높이는 병원
> Best Care : 강원권역 중증질환의 의료품질을 주도하는 병원
> Happy Kangwon : 강원도형 공공의료를 선제적으로 대비하는 병원
> Perfect Harmony : 교직원이 열린 마음으로 존중하고 화합하는 병원

**(3) 핵심가치**

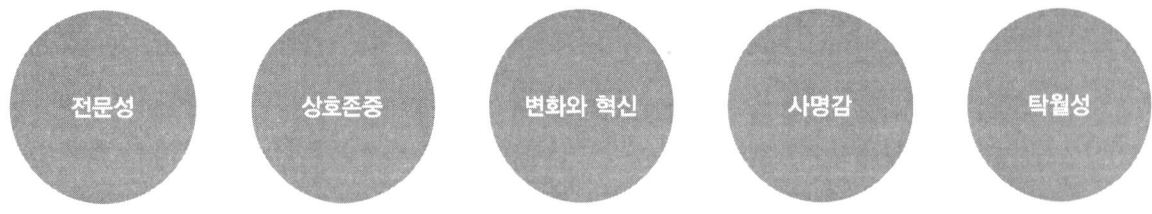

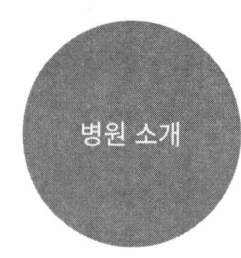

병원 소개

**(4) 직무안내**

| 구분 | | 일반직 |
|---|---|---|
| 간호직 | 직무내용 | (간호수행) 환자의 건강 회복 및 증진을 위해 의사의 처방이나 규정된 간호 기술에 따라 전문적인 의료서비스 및 건강관리와 관련된 제반업무<br>(간호행정) 원활한 간호 업무 수행을 위해 요구되는 행정, 물품, 시설 및 환경관리와 관련된 제반 업무 |
| | 근무지 | 병동 및 필요 부서 |
| | 필요지식 | (간호수행) 의사 처방이나 규정된 간호기술에 따른 치료 지식, 약품의 종류 및 특성, 의료장비별 특성 및 사용법, 질환 별 환자에 대한 매뉴얼, 응급상황에 대처 관련 지식, 보건의약관계 법규, 간호사정 종류 및 방법에 대한 기초 지식, 수술 및 시술종류와 방법에 대한 기초지식, 성인간호, 여성간호, 아동간호, 정신간호, 기본간호, 의학용어에 대한 기초지식<br>(간호행정) 처방전에 대한 전반적인 이해, 환자간호 업무 우선순위, 약품의 종류 및 특성과 주의사항, 회의 및 교육 참여, 부서 QI활동 및 연구 |
| | 필요기술 | (간호수행) 응급상황 대처능력, 호흡 맥박 혈압 체온 측정 능력, 투약 능력, 환자 관리 및 간호업무수행에 필요한 질환 수술 검사 진료에대한 환자와 상담하는 능력, 환자관리(투약, 신체검사, 검사결과 설명) 능력, 의무기록 확인 능력, 간호업무 우선순위 결정 능력, 환자 간호사정 능력, 환자 및 보호자와 원만한 의사소통 능력 등<br>(간호행정) 감염관리 능력, 업무보고서 작성능력, 타부서와 협업 능력, 의료폐기물관리 능력, 물품 소독 및 관리 능력 |
| | 필요태도 | (공통) 업무 수행 지침 및 규정 준수, 수행하는 업무에 대해 책임감 있고 성실한 업무 태도, 수행하는 업무에 대한 정확하고 정직한 태도, 전문성 향상을 위한 적극적인 태도, 환자에 대한 배려와 친절한 태도, 업무처리에 대한 목표의식과 긍정적 마인드, 타인의 평가를 긍정적으로 받아 들이고 자기 발전의 기회로 삼는 태도, 지속적으로 자기관리를 하는 태도, 내외부 고객과의 상호 협력적인 태도 |
| | 근무시간 및 형태 | • 통상근무 : 08:30 ~ 17:30(점심시간 포함)<br>• 3교대 근무 : 주간 07:30 ~ 15:30/야간 15:00 ~ 23:00/밤 22:30 ~ 08:00 |

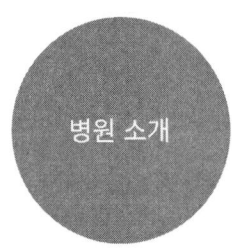

병원 소개

(5) **환자의 권리 및 의무**

① 환자는 인격을 존중받을 권리가 있다.

② 환자는 평등하고 성실한 진료를 받을 권리가 있다.

③ 환자는 자신의 질병에 대한 충분한 설명을 들을 권리가 있다.

④ 환자는 본인에게 이루어지는 의료행위의 결정에 참여 할 권리가 있다.

⑤ 환자는 진료상의 비밀을 보호받을 권리가 있다.

⑥ 환자는 치료계획을 준수 하여야 한다.

⑦ 환자는 병원직원 및 다른 환자에 대하여 존중하고 예의를 지켜야 한다.

⑧ 환자는 원내 제반 규정을 준수하여야 한다.

⑨ 환자는 병원에 대한 재정적 의무를 준수하여야 한다

# 면접예상질문

**Q 간호사라는 직업을 위해 특별히 준비한 것은 무엇인가?**

전문성을 높이기 위한 학습입니다. 저는 이론 공부뿐만 아니라 실습을 통해 환자와의 상호작용을 학습하고, 다양한 임상 경험을 쌓기 위해 노력해왔습니다. 또한, 간호사의 역할이 매우 중요하고, 상황에 맞게 즉각적인 결정을 내려야 한다는 점을 인식하고 항상 응급상황에 대한 준비를 하였습니다. 이를 위해 다양한 실습과 봉사활동을 통해 환자와의 소통법, 팀워크 능력을 길러왔습니다.

**Q 간호사에게 중요한 역량은 무엇이라고 생각하는가?**

상황 판단 능력과 대인 관계 능력이라고 생각합니다. 빠르게 변하는 상황에서 적절한 판단을 내릴 수 있는 능력은 매우 중요합니다. 또한, 환자와 보호자와의 신뢰 관계를 형성하고, 감정적으로 안정된 상태에서 소통할 수 있는 능력이 간호사로서 중요한 역량이라 생각합니다. 팀워크와 협력도 필수적이며, 다른 의료진과의 원활한 소통은 환자 치료의 질을 높이는 데 큰 도움이 될 것입니다.

**Q 꾸준히 노력해서 목표를 이룬 경험을 말해보시오.**

높은 학점을 유지하는 것이 목표였습니다. 매일 학습 계획을 세워 규칙적으로 공부하고, 실습에서 얻은 지식을 학업에 적용하려고 노력했습니다. 그 결과, 목표한 학점 이상을 유지하며 졸업할 수 있었고, 이 경험을 통해 꾸준한 노력과 자기관리의 중요성을 다시 한번 깨닫게 되었습니다.

**Q 왜 우리 병원에 지원했는가?**

강원대학교병원이 제공하는 포괄적이고 체계적인 교육 시스템에 큰 매력을 느껴 지원하게 되었습니다. 특히, 간호사로서 성장할 수 있는 기회를 제공하는 점과 환자 중심의 진료, 최신 의료 장비와 시설을 갖추고 있어, 보다 전문적인 간호를 제공할 수 있다는 점에서 큰 동기를 부여받았습니다. 또한, 병원의 가치관과 비전이 제 개인적인 목표와 합치하여 이곳에서 함께 일하며 성장하고 싶다는 생각을 했습니다.

**Q 병원을 지원할 때 어떤 것을 1순위로 생각했는가?**

병원을 지원할 때 가장 중요하게 생각한 것은 전문적인 교육 시스템과 성장 가능성이었습니다. 간호사로서의 경력과 역량을 키울 수 있는 환경에서 일하는 것이 제 목표였고, 귀 병원이 그 부분에서 매우 잘 준비되어 있다는 점에서 큰 매력을 느꼈습니다. 또한, 환자 중심의 진료와 업무 환경이 직무 수행에 중요한 영향을 미친다고 생각했습니다.

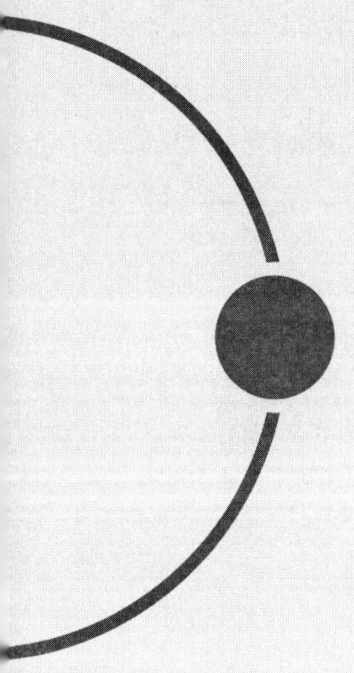

2024. 07. 27. 기출복원문제

PART

01

기출복원문제

# 2024. 07. 27. 기출복원문제

**1** 우리나라 학생 건강검진 대상 학년이 아닌 것은?

① 초등학교 1학년
② 초등학교 4학년
③ 중학교 1학년
④ 고등학교 1학년
⑤ 고등학교 3학년

**2** 협동놀이가 발달되는 아동의 성장발달 시기는 언제인가?

① 신생아기
② 영아기
③ 유아기
④ 학령전기
⑤ 학령기

**3** 명확한 회의 목표를 설정하고 자유로운 분위기 속에서 창의적으로 아이디어를 제안하는 회의 방식은?

① 피라미드 분석
② SWOT 분석
③ 브레인스토밍
④ 벤치마킹
⑤ 6-3-5 브레인 라이팅

**4** 통풍 약을 복용하고 있는 환자가 섭취해도 되는 음식은?

① 돼지 간
② 닭고기
③ 정어리
④ 견과류
⑤ 연어

**5** 크론병에 대한 설명으로 옳지 않은 것은?

① 흡연이 발병률을 높인다.
② 고마그네슘 혈증의 위험이 있다.
③ 회맹판에 빈번하게 병변이 발생한다.
④ 자갈모양의 병변이 나타난다.
⑤ 재발과 완화가 반복된다.

**6** PT가 지연된 LC 환자에서 부족할 가능성이 가장 높은 비타민은?

① 비타민 K
② 비타민 B12
③ 비타민 C
④ 비타민 A
⑤ 비타민 D

**7** 아나필락시스(anaphylaxis)와 관련된 면역 반응 유형은?

① 제1형 과민반응
② 제2형 과민반응
③ 제3형 과민반응
④ 제4형 과민반응
⑤ 제5형 과민반응

**8** 발생 시 24시간 이내에 신고를 해야 하고 격리가 필요한 감염병은?

① 페스트
② 에볼라
③ A형 간염
④ 콜레라
⑤ 신종 인플루엔자

**9** 속발성 무월경의 원인으로 적절한 것은?

① 섞임증
② 조기 완경
③ 터너증후군
④ 시상하부 종양
⑤ 칼만 증후군

10 매슬로우의 욕구 5단계를 알더퍼 ERG이론에 적용할 때 해당하지 않는 것은?

① 생존욕구
② 관계욕구
③ 심미욕구
④ 성장욕구
⑤ 존경욕구

11 메니에르병 치료 시 간호사가 환자에게 주의 깊게 알려주어야 할 사항은?

① "식사는 싱겁게 하세요."
② "규칙적인 운동이 필요합니다."
③ "단백질을 최대한 많이 섭취하세요."
④ "물은 많이 드시면 안 돼요."
⑤ "이어폰으로 음악을 들으며 심신 안정을 취하세요."

12 중요한 발표를 앞둔 발언자가 갑자기 목소리가 나오지 않는 경우, 해당하는 방어기제는?

① 전치
② 투사
③ 전환
④ 억압
⑤ 퇴행

**13** 3,000cc 약물을 24시간 동안 주입하는 경우에 1분당 주입해야 하는 방울 수는?(1cc=20gtt)

① 34gtt/min

② 42gtt/min

③ 51gtt/min

④ 115gtt/min

⑤ 120gtt/min

**14** 레오폴드 촉진 3단계에서 촉지하여 확인하는 것은?

① 태위, 선진부 확인

② 태아의 등, 사지 구분

③ 하강 정도와 아두 굴곡 파악

④ 골반 진입과 태세 확인

⑤ 아두 신전상태 파악

**15** 혈중 ph와 이산화탄소 농도를 감지하여 호흡 양상을 조절하는 주요 기관은?

① 연수

② 편도체

③ 시상하수

④ 대동맥소체

⑤ 경동맥소체

**16** 의료 제공자에게 일정 기간 동안 특정 인구 집단의 건강 관리를 맡기고 각 환자 한 명당 일정 금액을 정기적으로 지급하는 방식에 해당하는 것은?

① 행위별 수가제
② 일당 수가제
③ 포괄 수가제
④ 인두제
⑤ 총액계약제

**17** 조현병 환자에게 무과립구증 부작용을 일으킬 수 있는 약물은?

① 리스페리돈(Risperidone)
② 할로페리돌(Haloperidol)
③ 클로자핀(Clozapine)
④ 아리피프라졸(Aripiprazole)
⑤ 쿠에티아핀(Quetiapine)

**18** 당뇨 진단기준으로 옳은 것은?

① HbA1C 6.8%
② 공복혈당 110mg/dl
③ 식후 2시간 뒤 150mg/dl
④ 당부하검사 2시간 뒤 180mg/dl
⑤ 무작위 혈당 검사 시 170mg/dl

**19** 류마티스성 관절염 환자에게서 나타날 수 있는 특징으로 옳지 않은 것은?

① 조조강직
② 대칭적 관절염
③ 백조목 변형
④ 헤베르덴 결절
⑤ 쇼그렌 증후군

**20** 신생아에게 황달 증상을 보일 때 가장 먼저 시행해야 하는 검사는?

① 빌리루빈 수치
② 사구체 검사
③ 혈액 검사
④ 소변 검사
⑤ 신장 스캔

**21** 산후 4시간이 된 산모가 두통과 어지러움을 호소하고 있다. 산모의 자궁은 물렁물렁하고 혈압이 160/90mmHg일 때 가장 우선적으로 시행해야 하는 간호중재는?

① 수액 공급
② 진통제 투여
③ 자궁 마사지
④ 혈압 강하제 투여
⑤ 냉요법

**22** 장 충첩증 아동에게서 소시지 복부 증상이 나타났을 때 가장 우선적으로 시행해야 하는 간호중재는?

① 위관 삽입
② 금식 시행
③ 복부 마사지
④ 바륨 관장
⑤ 혈변 여부 모니터링

**23** 위 식도 역류 질환(GERD)의 진단을 위해 산을 주입하는 테스트는?

① 바륨 삼키기 검사
② 24시간 pH 모니터링
③ 베르나르드 테스트
④ 쉐링 테스트
⑤ 요추천자

**24** 갑상샘 기능 저하증 환자에게 처방된 약물인 씬지로이드(Levothyroxine)의 올바른 복용 방법은?

① 칼슘과 함께 복용한다.
② 아침 공복에 복용한다.
③ 제산제와 함께 복용한다.
④ 비타민과 함께 복용한다.
⑤ 식후 30분에 복용한다.

**25** 조하리의 창 이론에서 자기 인식을 높이기 위한 것과 관련된 요소는?

① 자기 노출, 타인 감정이입
② 자기 노출, 타인 피드백 적용
③ 자기 통제, 타인 피드백 적용
④ 자기 통제, 타인 감정이입
⑤ 자기 인식, 타인 감정이입

**26** 다음 〈보기〉와 같은 증상이 나타난 대상자에게 가장 우선적으로 급여해야 하는 것은?

---
보기

- 불규칙한 심장박동
- 근육 약화, 전신적인 피로감
- 칼륨 수치 6.3mmol/L
- 시간당 소변량 20ml/hr

---

① 인슐린
② 니페디핀
③ 오렌지주스
④ 스피로놀락톤
⑤ ACE 억제제

**27** 수치가 높을수록 수질이 양호하고 낮은 오염도를 의미하는 것은?

① 용존산소
② 대장균 수
③ 화학적 산소요구량(COD)
④ 생화학적 산소요구량(BOD)
⑤ 탁도

**28** 선천성 심장병에 해당하지 않는 것은?

① 동맥관 개존증
② 가와사키 병
③ 팔로의 징후
④ 폐동맥판 협착
⑤ 심실 중격 결손증

**29** Hb 8g/dL 위궤양 환자에게 가장 적절한 약물은?

① 이부프로핀
② 아스피린
③ 나프록센
④ 수크랄페이트
⑤ 인도메타신

**30** 권한위임에 대한 설명으로 옳은 것은?

① 통제 범위 내에서 위임한다.
② 성문화할 필요가 없다.
③ 권한과 함께 책임도 함께 넘긴다.
④ 더 높은 목표 달성이 가능하다.
⑤ 권한 위임 시 모든 결정을 독단적으로 내릴 수 있다.

**31** 프리시드-프리시드 기획 모형(PRECEDE-PROCEED Planning Model)에서 행동을 지속하게 하는 외부적 요인에 해당하는 것은?

① 신념
② 가치관
③ 자기효능감
④ 사회적지지
⑤ 개인의 태도

**32** 경첩관절 중에서 신전만이 가능한 부위는?

① 손목
② 어깨
③ 무릎
④ 고관절
⑤ 요골

**33** MAO 억제제를 사용할 때 주의해야 할 사항은?

① 저혈당
② 고혈압
③ 신장결석
④ 간 독성
⑤ 골다공증

**34** 장내 가스를 제거하고 연동운동을 촉진하기 위한 목적으로 용액을 장내에 주입한 후 다시 흘러나오게 하여 가스를 배출시키는 과정을 5～6회 반복하는 관장 방법은?

① 역류관장
② 정체관장
③ 배출관장
④ 수렴관장
⑤ 기름관장

**35** 정량식 흡입기(MDI) 사용 방법으로 옳지 않은 것은?

① 약물 분사를 확인한 뒤 사용한다.
② 흡입기를 입에서 3～4cm 앞에 둔다.
③ 코로 숨을 들이마신 뒤 약물 버튼을 누른다.
④ 숨을 들이마신 뒤 5～10초 숨을 참는다.
⑤ 사용 전 4～5회 세게 위아래로 흔든다.

**36** 중요한 VIP 환자이므로 다른 환자보다 더 세심하게 챙겨 달라는 부탁이 위배한 윤리 원칙은?

① 선행의 원칙
② 정의의 원칙
③ 자율성존중의 원칙
④ 악행금지의 원칙
⑤ 비밀유지의 원칙

**37** 우리나라에서 가장 흔하게 나타나는 요실금 유형으로 기침이나 재채기처럼 복부 압력이 증가할 때 소변이 새어나오는 것은?

① 긴박성 요실금
② 역리성 요실금
③ 기능적 요실금
④ 복압성 요실금
⑤ 진성 요실금

**38** 잔뇨 증상이 있는 환자에게 잔뇨량을 측정할 때 해야 하는 절차는?

① 도뇨관은 제거 시 최대한 빠르게 진행한다.
② 배뇨를 하지 않고 잔뇨감 있는 상태에서 도뇨를 시행한다.
③ 소독제로 대음순-소음순-요도구 순으로 소독한다.
④ 도뇨관 삽입 시 환자에게 몸에 힘을 주도록 한다.
⑤ 멸균 증류수를 풍선 주입구에 주입해, 풍선을 팽창시킨다.

**39** 제2차 세계대전 이후, 1947년에 인간 대상 실험의 윤리적 기준을 확립한 최초의 문서는?

① 헬싱키 선언
② 벨몬트 보고서
③ 뉘른베르크 강령
④ 임상시험심사위원회
⑤ 세계인권선언

**40** 신경계가 과도하게 활성화되어 긴장, 경계심, 과민 반응 등을 보이는 상태로 자동차 사고를 당한 이후에 자동차 소리도 위협으로 감지하여 과민하게 반응하는 현상은?

① 섬망
② 보속증
③ 우원증
④ 과대각성
⑤ 음향반향증

**41** ANC가 500 이하인 아동에게 투약해야 하는 것은?

① NSAIDs
② G-CSF
③ 스테로이드 주사
④ 항생제
⑤ 생백신 접종

**42** 무자극성 태아 초음파(NST) 검사를 수행한 결과, 태아가 20분 동안 움직였고 심박수가 15초 동안 1분당 15회 상승하는 현상이 2번 발생하였다. 이 검사 결과로 옳은 것은?

① 의심
② 비반응성
③ 반응성
④ 불만족
⑤ 과반응성

**43** 동맥혈 가스 분석 결과 O₂ 수치가 84%로 나타난 환자에게 가장 먼저 시행해야 하는 간호 중재는?

① 산소 치료를 중단한다.
② 정맥 내 수액을 투여한다.
③ 프레드니손을 투여한다.
④ 산소를 공급한다.
⑤ 흉부 물리치료를 시행한다.

**44** 티라민의 부작용으로 옳지 않은 것은?

① 두통
② 심계항진
③ 저혈압
④ 발한
⑤ 호흡곤란

**45** 35세 여성에서 질에서 두껍고 흰색의 치즈 같은 분비물이 나오고 질 내벽에서는 흰색 반점이 나타나는 경우 예상되는 질환은?

① 세균성 질염
② 트리코모나스 질염
③ 질 칸디다증
④ 클라미디아 감염
⑤ 골반 염증성 질환

**46** 지나치게 완벽을 추구하고 세부 사항에 집착하며 일을 질서정연하게 수행하지 않으면 불안해하는 성격장애는?

① 편집성 성격장애
② 강박성 성격장애
③ 회피성 성격장애
④ 경계성 성격장애
⑤ 자기애성 성격장애

**47** 고전적 관리이론에 해당하는 것은?

① 버틀란피(Bertalanffy)의 시스템 이론
② 맥그리거(McGregor)의 XY이론
③ 노버트 위너(Wiener)의 사이버네틱스 이론
④ 페이욜(Fayol)의 일반관리론
⑤ 사이먼(Simon)의 의사결정 이론


**48** 간호단위의 약품 관리 방법으로 옳지 않은 것은?

① 혼동하기 쉬운 유사 발음 약품을 서로 다른 장소에 보관한다.
② 약품 보관 냉장고의 온도를 2~8℃로 유지한다.
③ 환자에게 사용하지 않은 혼합 조제 항암제를 재사용하도록 반납약 처리한다.
④ 응급 상황에서 비품약 사용 시 처방을 받아 다시 채워 놓는다.
⑤ 유효기간이 지난 약품은 확인 여부와 무관하게 즉시 폐기한다.


**49** 입술 오므리기 호흡에 대한 설명으로 옳지 않은 것은?

① 기도의 허탈 방지
② 기도 내 압력 감소
③ 효율적인 가스 교환 촉진
④ 양압의 증가
⑤ 호흡곤란 완화


**50** 비위관에 대한 설명으로 옳지 않은 것은?

① 비위관 삽입 시 윤활제를 사용하여 점막 손상을 줄인다.
② 비위관 삽입 후 음식물을 투입하여 위치를 확인한다.
③ 기관으로 들어가면 기침반사가 나타난다.
④ 비위관을 삽입할 때 반좌위를 취한다.
⑤ 경관영양 시 주입 속도가 빠르면 구토를 유발한다.

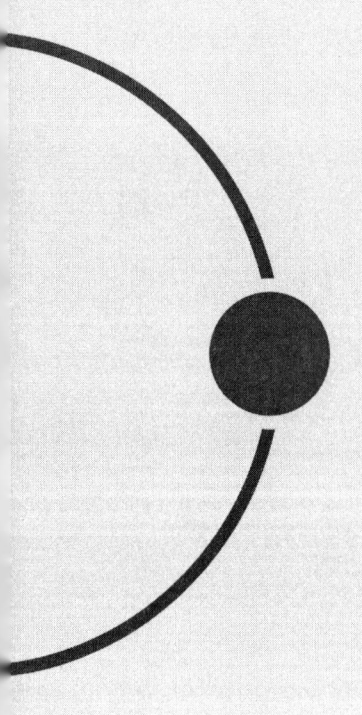

제01회 실력평가 모의고사
제02회 실력평가 모의고사
제03회 실력평가 모의고사

# PART 02

# 실력평가 모의고사

# 제 01 회 | 실력평가 모의고사

**1** 통풍 대상자의 식이요법에 대한 설명으로 옳지 않은 것은?

① 우유나 감귤 등 알칼리성 식이를 권장한다.
② 소고기와 내장, 진한 고기국물은 제한한다.
③ 하루 500ml 이하로 수분 섭취를 제한한다.
④ 곡류, 과일과 같은 저퓨린 식이를 섭취하도록 한다.
⑤ 음주는 통증을 유발하므로 알코올 섭취를 금한다.

**2** 폐종양 환자에게서 관찰되는 전형적인 임상 증상은?

① 복명음
② 기관지 경련
③ 화농성 객담
④ 폐포성 수포음
⑤ 객담 내 충란

**3** 호지킨 림프종 환자에게 나타나는 특징적인 증상은?

① 혈변
② 무기력
③ 복부팽만
④ 통증성 림프절 종대
⑤ 무통성 림프절 종대

| 제한 시간 | 60분 |
|---|---|
| 정답 문항 | ＿＿＿ / 50문항 |
| 회독 수 | 1☐ 2☐ 3☐ |

**4** 만성 기관지염과 폐기종의 공통적인 증상과 징후는?

① 술통형 흉부
② 악설음
③ 기좌호흡
④ 만성 가래
⑤ 점막 부종

**5** 이경 검사 시 성인 환자의 귓방향은?

① 후방
② 전상방
③ 전하방
④ 후상방
⑤ 후하방

**6** 이완기 잡음으로 역류성 잡음이 들리는 판막질환은?

① 삼첨판 협착증
② 대동맥판막 협착증
③ 승모판막 폐쇄부전증
④ 삼천판막 폐쇄부전증
⑤ 대동맥판막 폐쇄부전증

**7** guillain-barre 증후군 특징으로 옳지 않은 것은?

① 의식수준, 대뇌기능에 영향을 주지 않는다.
② 상행성일 경우 몸통, 뇌신경 등을 침범한다.
③ 하행성인 경우 얕은 호흡, 호흡곤란 등을 호소한다.
④ 운동 약화 또는 마비를 유발한다.
⑤ 특징적인 임상 증상으로 틱 증상이 나타난다.

**8** 뇌졸중으로 오른쪽 편마비가 있는 환자에게 제공할 간호중재로 적절하지 않은 것은?

① 옷을 입을 때는 왼쪽부터 옷을 입혀준다.
② 대상자의 왼쪽에서 접근하고 콜 벨을 대상자의 시야 안에 둔다.
③ 단계별로 한 번에 한 가지만 지시하고 반복해서 알려준다.
④ 브로카 영역의 손상이 있는 경우 그림판이나 카드를 제공한다.
⑤ 족하수를 예방하기 위해 발목이 높은 신발을 신겨준다.

**9** 갑상샘 기능 저하증으로 Levothyroxine을 투여하는 환자에게 교육할 내용으로 옳은 것은?

① "저녁 식사 시 철분제와 함께 약물을 복용합니다."
② "임신 중에는 약물을 복용할 수 없습니다."
③ "많은 용량으로 시작해 서서히 용량을 줄입니다."
④ "복용하는 동안에는 갑상샘 기능 검사를 필요로 하지 않습니다."
⑤ "평생 복용해야 하는 약물이므로 규칙적인 복용이 중요합니다."

**10** 방광경 검사 환자에게 시행할 간호 중재로 옳은 것은?

① 온수 좌욕을 금하고, 통증 완화를 위해 냉찜질을 권장한다.
② 방광 자극을 줄이기 위해 수분 섭취를 제한한다.
③ 경미한 출혈로 분홍색 소변이 나올 수 있음을 알린다.
④ 검사 직후 혼자 걷는 연습을 권장한다.
⑤ 하복부 마사지는 통증을 악화시키므로 금한다.

**11** 게실염으로 입원한 80세 환자의 간호중재로 옳지 않은 것은?

① 고섬유 식이 권장
② 배변완화제 투여
③ Morphine Sulfate 투여
④ 비위관 삽입
⑤ 외과적 시술

**12** ( ) 안에 들어갈 신경전달물질은?

> 보기
> 
> 기억의 주된 기능을 하는 전달물질인 ( )이 부족하면 신경전달이 제대로 이루어지지 않아 알츠하이머 치매를 유발할 수 있다.

① 도파민
② 세로토닌
③ 아세틸콜린
④ 히스타민
⑤ 노르에피네프린

**13** 태아의 발달에 관한 설명으로 옳지 않은 것은?

① IgA는 태반을 통과하는 유일한 면역글로불린으로 태아에게 수동면역을 제공한다.
② 심장은 임신 4~5주경 4개의 방으로 발달하고 배아기 말에 완벽하게 발달한다.
③ 임신 4주경 조혈작용은 난황낭에서 이루어진다.
④ 임신 35주경 폐포의 계면활성물질은 최고수준으로 증가한다.
⑤ 외생식기는 임신 12주경 완전히 구분된다.

**14** 임신 중 감염될 경우 선천성 기형아 출산 등의 위험으로 인해 가임기에 실시하는 예방접종은?

① 홍역
② 풍진
③ 유행성 이하선염
④ 파상풍
⑤ 수두

**15** 네겔법칙(Negele's rule)에 따라 마지막 월경일이 2025년 06월 23일인 여성의 분만예정일(EDC)은?

① 2026년 01월 30일
② 2026년 02월 23일
③ 2026년 03월 17일
④ 2026년 03월 23일
⑤ 2026년 03월 30일

**16** 5일 전에 분만한 산모가 심한 하복부 통증과 골반통을 호소하며 오심, 구토, 39℃ 이상의 고열 증상을 보인다. 신체 검진 시 복벽근의 강직이 있고 악취 나는 다량의 농성 분비물이 있는 이 산모가 취해야 할 자세는?

① 슬흉위
② 쇄석위
③ 반좌위
④ 앙와위
⑤ 복위

**17** 갱년기 여성의 신체변화에 대한 설명으로 옳지 않은 것은?

① 자율신경계 실조로 열감, 야간발한, 심계항진이 나타난다.
② 관상동맥질환이나 동맥경화증의 발생위험이 높아진다.
③ 골밀도 저하로 골다공증 발생위험이 증가한다.
④ 에스트로겐의 저하로 피부의 교원질 양이 감소한다.
⑤ 질상피가 두꺼워지고 질의 윤활성, 탄력성이 증가한다.

**18** 임신 32주 이전 조산의 위험성이 있는 산모에게 태아 폐성숙을 위해 투약할 수 있는 약물은?

① 유토파
② 덱사메타손
③ 인도메타신
④ 옥시토신
⑤ 히드랄라진

**19** Apgar Score 측정 시 관찰항목으로 옳지 않은 것은?

① 피부색
② 심박동수
③ 호흡 노력
④ 근긴장도
⑤ 손목 굴곡

**20** 8개월 영아의 성장발달 특성으로 옳은 것은?

① 이불 속에 숨겨둔 인형을 발견한다.
② 소리를 흉내 내고 자음소리 'ㄷ, ㅌ, ㅎ'를 낸다.
③ 가구를 잡고 일어섰다가 넘어져 앉는다.
④ 장난감을 엄지와 검지로 잡아 건네준다.
⑤ 2개의 블록으로 탑을 쌓는다.

**21** 다른 또래 아이들과 함께 있지만 서로 어울리지는 않고 다른 아동과 비슷한 장난감을 가지고 노는 1~3세 아동의 놀이는?

① 단독놀이
② 평행놀이
③ 연합놀이
④ 협동놀이
⑤ 방관적 놀이

**22** 6개월 영아가 하루에 4 ~ 5회 설사를 하며, 잘 먹지 못하고 38.3℃의 발열이 있어 응급실에 내원하였다. 신체사정 결과, 피부의 탄력은 저하되어 있고 피부와 입술의 점막이 건조하였다. 활력징후는 혈압 108/62mmHg, 맥박 160회/분, 호흡 52회/분일 경우 우선적으로 시행할 간호중재는?

① 모유수유를 중단하고 금식시킨다.
② 구강 재수화 용액을 먹인다.
③ 비위관을 삽입하여 감압시킨다.
④ 혈액검사 후 알칼리증을 교정한다.
⑤ 대변검사를 시행하고 필요시 선제격리한다.

**23** 고빌리루빈혈증으로 광선요법을 받고 있는 신생아에게 제공해야 할 간호로 적절하지 않은 것은?

① 가능한 광선에 많이 노출될 수 있도록 자세를 자주 변경해준다.
② 안구손상을 예방하기 위해 빛을 차단 할 수 있는 불투명한 안대를 적용한다.
③ 저체온이나 고체온 초기 증상 발견을 위해 광선요법을 하는 동안 체온을 계속 확인한다.
④ 피부 손상을 예방하기 위해 오일이나 로션은 바르지 않는다.
⑤ 청동색 아기 증후군 예방을 위해 수분 섭취를 제한한다.

**24** 정기적으로 예방접종을 받은 건강한 6개월 아동에게 시행할 예방접종은?

① BCG
② A형 간염
③ MMR
④ 일본뇌염
⑤ DTaP

**25** 인구통계에 영향을 미치는 4개 요인은?

① 출생, 사망, 이동, 결혼
② 출생, 사망, 유입, 유출
③ 이동, 밀도, 유입, 유출
④ 이동, 밀도, 연령, 성별
⑤ 출생, 사망, 연령, 성별

**26** 호흡기 유해물질 종류 중 진폐증을 유발하는 것은?

① 이황화탄소
② 크롬
③ 알루미늄
④ 망간
⑤ 벤젠

**27** 지역사회 사정단계 중 2차 자료수집 방법은?

① 지역시찰
② 참여관찰
③ 생정 통계자료
④ 설문지 조사
⑤ 정보원 면담

**28** 간호사업의 계획적인 수행을 위해 지역사회 간호사가 수행 단계에서 해야 할 일은?

① 조정, 의뢰, 감시
② 조정, 감독, 평가
③ 조정, 감시, 감독
④ 감시, 평가, 의뢰
⑤ 감시, 감독, 계획

**29** 근로자의 일반 건강진단에 관한 설명으로 옳지 않은 것은?

① 사무직 근로자는 2년에 1회 실시한다.
② 일반 질환의 조기발견이 주목적이다.
③ 인사 배치 시 기초건강자료 확보 및 적성을 평가한다.
④ 정기적인 근로자의 건강 상태를 파악하기 위해 실시한다.
⑤ 근로자의 건강관리를 위해 사업주가 주기적으로 실시한다.

**30** 유병률과 발생률에 대한 설명으로 옳은 것은?

① 만성 질환의 유병률은 발생률보다 낮다.
② 유병률은 질병에 걸릴 확률을 추정한다.
③ 급성 질환의 유병률과 발생률이 거의 같다.
④ 질병 발생 원인을 규명하는 데 효과적인 것은 유병률이다.
⑤ 일정 기간의 인구 중 존재하는 환자의 비율은 발생률이다.

**31** 자신의 감정이나 욕구를 다른 사람, 대상 혹은 상황 탓으로 돌리는 것으로, 비난이나 책임 전가가 특징이며 편집증 환자에게 두드러지게 나타나는 신경증적 방어기제는?

① 부정
② 투사
③ 왜곡
④ 해리
⑤ 합리화

**32** 조현병의 음성증상은?

① 와해된 언어
② 사고장애
③ 환각
④ 망상
⑤ 무쾌감증

**33** 조현병으로 입원한 대상자에게 간호사가 인사하자 "안녕, 안경, 안구, 안정..."이라고 답하였다. 이 대상자의 증상은?

① 말비빔
② 음송증
③ 반향언어
④ 음연상
⑤ 사고의 이탈

**34** 양극성 장애의 1차 치료제 리튬(lithium)에 대한 설명으로 옳지 않은 것은?

① 리튬 치료 수준에 도달하기 위해 약물 증량은 2~3주에 걸쳐 서서히 증가시킨다.
② 염분은 리튬이 흡수되는 것을 방해하므로 섭취를 제한한다.
③ 리튬 복용 시 체중이 증가할 수 있다.
④ 일반적인 치료용량 범위는 0.8~1.4mEq/L이다.
⑤ 리튬 독성의 초기 증상은 기면, 집중력 저하이다.

**35** 인지행동 치료에 대한 설명으로 옳은 것은?

① 단기적이고 한시적인 치료를 목표로 한다.
② 치료자와 대상자의 관계는 친밀하여야 한다.
③ 부적응 행동의 원인에 관심을 갖는다.
④ 관계 지향적인 치료 방법으로 '누구'를 강조한다.
⑤ 주관적인 느낌에 대하여 성취할 수 있는 목표를 설정한다.

**36** A 씨는 친구가 선물을 주자 "너 나한테 원하는 게 뭐야?"라며 의심하고 경계하였다. A 씨에게 해당하는 인격 장애 유형은?

① 수동 - 공격성
② 경계성
③ 반사회성
④ 편집성
⑤ 연극성

**37** 효율성에 대한 설명으로 옳은 것은?

① 가치추구의 개념
② 옳은 일을 함
③ 목표의 달성 정도
④ 최소한의 자원 투입, 최대한의 산출
⑤ 목적의 의미 강조

**38** 최고관리자에게 가장 요구되는 관리기술은?

① 인간적 기술
② 경험적 기술
③ 개념적 기술
④ 전문적 기술
⑤ 객관적 기술

**39** 간호전달체계의 유형 중 각 간호사가 일정한 업무만을 담당하여 그 업무만 효율적으로 수행하기 위한 간호 방법은?

① 전인 간호
② 팀 간호 방법
③ 기능적 간호 방법
④ 일차 간호 방법
⑤ 모듈 방법

**40** 질 보장(QA)과 총체적 질 관리(TQM)에 대한 설명으로 옳지 않은 것은?

① 질 보장의 목표는 환자 간호의 질 향상이다.
② 질 보장은 결과를 중시한다.
③ 총체적 질 관리의 목표는 환자와 다른 고객을 위한 서비스와 생산성의 질 향상이다.
④ 총체적 질 관리는 과정과 결과를 모두 중시한다.
⑤ 총체적 질 관리의 참여는 임명된 위원회로서 참여가 제한적이다.

**41** 허쉬와 블랜차드 상황모형에서 구성원이 능력이 부족하지만 동기나 자신감은 가지고 있을 때 적합한 리더십의 유형은?

① 설득형
② 지시형
③ 참여형
④ 위임형
⑤ 과업형

**42** 수술을 마치고 나온 환자에게 조기이상을 격려하였으나, 환자는 통증이 심하다는 이유로 이를 거부하였다. 이때 서로 충돌하는 생명윤리원칙은?

① 자율성 존중의 원칙, 선행의 원칙
② 자율성 존중의 원칙, 악행금지의 원칙
③ 선행의 원칙, 정의의 원칙
④ 선행의 원칙, 악행금지의 원칙
⑤ 정의의 원칙, 자율성 존중의 원칙

**43** 무의식 환자의 기관절개관이 갑자기 빠진 경우, 가장 먼저 시행되어야 할 간호중재는?

① 가습기로 습도를 맞춰준다.
② 동맥혈 가스검사를 즉시 시행한다.
③ AMBU – bag을 사용하여 산소를 공급한다.
④ 지혈겸자를 사용하여 기관지공이 개방되도록 한다.
⑤ 구강과 비강을 통한 흡인을 시도한다.

**44** TPN 제공 대상자의 간호에 대한 설명으로 옳지 않은 것은?

① 빠른 속도로 투여되지 않도록 철저한 관리가 필요하다.
② TPN 용액을 다른 약물, 혈액과 같은 관으로 투여하지 않도록 주의한다.
③ 투여 중단 시 용량을 서서히 감량해서 중단하여야 한다.
④ 감염 예방을 위해 주입용 튜브를 48시간마다 교환해야 한다.
⑤ 혈당 조절에 신경 써야 한다.

**45** 멸균법 중 아포를 포함한 모든 미생물을 파괴시키는 물리적인 방법으로, 관리방법이 편리하고 독성이 없고 경제적이나, 열에 약한 제품(플라스틱, 고무) 등에는 적합하지 않은 멸균법은?

① 고압증기멸균
② 방사선멸균
③ E.O.가스멸균
④ 건열멸균
⑤ 과산화수소가스 플라즈마멸균

**46** 복부검진에 대한 설명으로 옳지 않은 것은?

① 복부검진 시작 전에 배뇨하도록 한다.
② 양 옆구리에서 둔탁음이 나는 경우 복수가 있을 수 있다.
③ 비장은 촉진 시 잘 만져지지 않는다.
④ 복부검진은 시진, 촉진, 타진, 청진의 순으로 한다.
⑤ 장음은 복부 전체로 전파되므로 한 부분에서만 들어도 충분하다.

**47** 혈압 측정 시 평소보다 혈압이 높게 측정되는 경우는?

① 팔의 크기에 비해 넓은 커프를 사용 했을 때
② 팔이 심장보다 낮게 있을 때
③ 수은 기둥이 눈 위치보다 아래 있을 때
④ 밸브를 빨리 풀었을 때
⑤ 커프에 충분한 공기를 주입하지 않았을 때

**48** 수혈을 받던 대상자가 호흡곤란과 소양증을 호소하였다. 쌕쌕거리는 소리를 내며 숨을 쉬고, 팽진이 나타났을 때 의심할 수 있는 수혈 반응은?

① 감염 반응
② 순환 과부담
③ 발열 반응
④ 용혈 반응
⑤ 알레르기 반응

**49** heparin 투여 시 주의사항으로 옳은 것은?

① 소량의 출혈 시 스스로 지혈하도록 교육한다.
② 격렬한 운동이나 신체활동을 격려한다.
③ 주사 부위의 피부를 엄지와 검지로 집고 피부에 45°로 주사한다.
④ 주사 후 혈종 예방을 위해 마사지를 한다.
⑤ aPTT 검사를 통해 응고장애 여부를 모니터링한다.

**50** 손과 발이 차고 얼굴이 창백한 환자가 체온 상승과 오한, 떨림, 추위를 호소할 때 제공해야 하는 간호는?

① 냉각 도모를 위해 창문을 열어 환기시킨다.
② 체온을 낮추기 위해 미온수 목욕을 시킨다.
③ 체열생산을 높이기 위해 활동량을 증가시킨다.
④ 보온을 위해 여분의 담요나 이불을 덮어준다.
⑤ 조직의 대사가 증가하므로 수분 섭취를 제한한다.

# 제 02 회 실력평가 모의고사

**1** 세균성 이질에 대한 설명으로 옳지 않은 것은?

① 시겔라 균이 대장과 소장을 침범하는 급성 감염성 질환이다.
② 환자 또는 보균자가 배출한 대변을 통해 구강으로 감염된다.
③ 예방적 항생제 복용과 백신접종으로 감염을 예방할 수 있다.
④ 발열, 복통, 구토, 잔변감 등을 동반한 설사가 주요한 증상이다.
⑤ 격리가 필요한 2급 감염병에 해당한다.

**2** 긴장성 기흉 환자의 임상 증상으로 옳은 것은?

① 늑막압 감소
② 이환부위 폐 허탈
③ 환측 흉부운동 증가
④ 심장정맥혈류량 증가
⑤ 손상 받지 않은 폐의 환기량 증가

**3** 항암요법을 받고 있는 백혈병 환자의 출혈 및 감염 예방을 위한 간호중재는?

① 직장체온을 측정한다.
② 유치 도뇨관을 삽입한다.
③ 신선한 야채와 과일을 섭취한다.
④ 부드러운 칫솔을 사용하여 구강간호를 실시한다.
⑤ 심리적 지지를 위해 식물을 키운다.

|  | 제한 시간 | 60분 |
|---|---|---|
|  | 정답 문항 | _____ / 50문항 |
|  | 회독 수 | 1☐  2☐  3☐ |

**4**  부분적 위절제술을 받은 환자에게 삽입된 비위관을 제거하는 시기는?

① 설사가 심할 때
② 인후점막 염증이 생겼을 때
③ 장운동이 정상으로 회복될 때
④ 정상적으로 식사를 하지 못할 때
⑤ 위액에 담즙이 섞여 있지 않을 때

**5**  당뇨 환자의 검사상 이상소견으로 간호중재가 필요한 상태는?

① 공복혈당 99mg/dl
② 당화혈색소 9%
③ 혈장포도당 농도 120mg/dl
④ 식후 혈당 115mg/dl
⑤ 경구당부하 검사상 2시간째 포도당 농도 140mg/dl

**6**  심장질환 환자에게 발생한 확장성 심근증의 설명으로 옳은 것은?

① 심실중격의 비대로 심박출량이 증가한다.
② 저하된 혈액귀환으로 폐울혈이 발생한다.
③ 심박출량의 변화로 대동맥압이 증가한다.
④ 정맥압 상승으로 인해 경정맥이 수축된다.
⑤ 심실수축 저하로 인한 울혈성 심부전이 발생한다.

**7** 암 환자의 진단 시 T1N0M0로 분류를 하였을 때 그 내용으로 옳은 것은?

① 상피내암
② 종양 증거 없음
③ 원위부 전이
④ 원발 장기 내 병변
⑤ 7개 이상 림프절 전이

**8** 레보도파(levodopa) 투여 시 주의할 점으로 옳지 않은 것은?

① 공복 시 흡수가 잘되나 오심이 있을 경우 음식과 함께 복용한다.
② 단백질은 약물 흡수를 방해하기 때문에 섭취를 제한한다.
③ 기립성 저혈압이 발생할 수 있으므로 자세를 천천히 변경한다.
④ 약물의 효과를 높이기 위해 비타민 B6 보충제와 함께 투여한다.
⑤ 알코올은 길항작용을 하므로 섭취를 제한한다.

**9** 항이뇨 호르몬(ADH)이 부족할 경우 시행할 수 있는 간호중재는?

① 수분 섭취 제한
② Vasopressin Tannate 투여
③ 저나트륨혈증 교정
④ 고장성 수액 투여
⑤ 신경학적 상태 변화 확인

**10** 경피적 신장 생검 후 환자 간호중재로 옳은 것은?

① 기침과 심호흡을 격려한다.
② 24시간 동안 수분을 제한한다.
③ 12시간 동안 좌위를 유지한다.
④ 격렬한 운동은 적어도 3일간 금지한다.
⑤ 12시간 후 조기이상 하도록 격려한다.

**11** 고관절 전치환술 후 탈구 예방을 위한 간호중재로 옳지 않은 것은?

① 높은 변기를 이용한다.
② 다리 바깥에 베개를 두어 내전 상태를 유지한다.
③ 말단 부위의 내회전을 삼간다.
④ 수술 부위가 있는 부분으로 눕지 않는다.
⑤ 팔걸이가 있는 의자를 이용한다.

**12** 전립선 비대증 증상으로 옳은 것은?

① 전립샘이 축소한다.
② 요속이 증가한다.
③ 배뇨 후 방울방울 떨어진다.
④ 전립선 비대로 결절 조직이 감소한다.
⑤ 배뇨감을 느낄 수 없다.

**13** 1년 전 초경을 시작한 14세 여성이 심한 월경통과 구토, 설사로 내원하였다. 검진 결과 기질적 병변이 없을 때, 월경통의 원인은?

① 프로스타글란딘의 과도한 합성
② 질 내 산성도 증가
③ 질의 탄력성, 긴장도 저하
④ 자궁협부 긴장도 완화
⑤ 에스트로겐 분비 감소

**14** 39주 초산부가 규칙적인 자궁수축이 4 ~ 5분마다 있어 내원하였다. 자궁수축의 강도는 보통이고, 지속기간은 40 ~ 70초이다. 이슬은 분홍빛으로 양은 거의 없다. 피로감을 호소하며 분만에 대한 걱정을 표현하였다. 내진 결과 자궁경부개대는 6cm이고 선진부 하강 정도는 +1이다. 이 산부의 분만 단계는?

① 분만 1기 잠재기
② 분만 1기 활동기
③ 분만 1기 이행기
④ 분만 3기
⑤ 분만 4기

**15** 심장질환으로 수술 후 wafarin 복용 중인 여성이 2주 전 골반 염증성 질환으로 항생제 치료 후 퇴원 예정이다. 이 여성은 평소 월경주기가 불규칙하며 임신경험이 없다. 1년 후 가족계획을 원하는 여성에게 적절한 피임방법은?

① 콘돔
② 자궁 내 장치
③ 경구피임제
④ 난관절제술
⑤ 월경력법

**16** 빈칸에 들어갈 말로 적절한 것은?

― 보기 ―
시상하부는 생식샘자극호르몬분비호르몬(GnRH)을 분비하여 뇌하수체전엽에서 난포자극호르몬(FSH)을 분비하게 하고 이로 인해 난소의 난포를 자극, 성장시켜 ( ㉠ )이 분비된다. 또한 뇌하수체전엽에서 분비되는 ( ㉡ )으로 인해 난포가 황체로 변화되어 황체에서 ( ㉢ )이 분비된다.

|   | ㉠ | ㉡ | ㉢ |
|---|---|---|---|
| ① | 에스트로겐 | 프로락틴 | 프로게스테론 |
| ② | 에스트로겐 | 황체형성호르몬 | 프로게스테론 |
| ③ | 프로락틴 | 융모성선자극호르몬 | 에스트로겐 |
| ④ | 프로게스테론 | 황체형성호르몬 | 에스트로겐 |
| ⑤ | 프로게스테론 | 옥시토신 | 융모성선자극호르몬 |

**17** 여성건강간호에 대한 설명으로 옳은 것은?

① 여성의 건강문제는 의료진이 판단하여 해결한다.
② 여성은 가족구성원의 핵심이므로 여성 개인의 건강유지에 초점을 둔다.
③ 여성을 수동적이고 의존적인 인간으로 인식한다.
④ 여성건강간호의 대상자는 임신, 분만, 출산한 여성이다.
⑤ 여성이 스스로 건강문제를 인식하고 판단하여 결정할 수 있다.

**18** 분만기전의 단계로 옳은 것은?

① 진입 → 하강 → 굴곡 → 내회전 → 신전 → 외회전 → 만출
② 진입 → 하강 → 굴곡 → 외회전 → 신전 → 내회전 → 만출
③ 하강 → 진입 → 굴곡 → 내회전 → 신전 → 외회전 → 만출
④ 하강 → 진입 → 신전 → 내회전 → 굴곡 → 외회전 → 만출
⑤ 하강 → 진입 → 신전 → 외회전 → 굴곡 → 내회전 → 만출

**19** 아동의 배변훈련에 관한 설명으로 옳지 않은 것은?

① 적당한 시기가 정해진 것은 아니나 보통 18 ~ 24개월 성취된다.
② 급하게 밀어 붙이거나 강압적이면 퇴행이 발생할 수 있다.
③ 아동의 신체적, 정신적 준비가 되었을 경우 시작해야 한다.
④ 대개 소변훈련이 예측 가능하고 규칙적이므로 대변훈련보다 먼저 완성된다.
⑤ 쉽게 벗을 수 있는 옷을 입히고, 성공적인 배변, 배뇨는 칭찬한다.

**20** 신생아의 호흡, 순환기계에 대한 설명으로 옳지 않은 것은?

① 자궁 내 따뜻한 환경에서 출생 후 서늘한 환경으로의 변화는 신생아의 호흡중추를 자극한다.
② 분만 시 낮은 산소분압은 연수의 호흡중추를 자극하여 신생아의 첫 호흡을 돕는다.
③ 폐혈관 수축 및 폐 혈관저항 증가로 폐혈류가 감소하여 출생 시 난원공이 폐쇄된다.
④ 제대결찰로 제대 정맥으로의 혈액공급이 중단되어 정맥관이 폐쇄된다.
⑤ 혈액 내 산소농도가 증가하여 생후 4일 내 동맥관은 기능적으로 닫히나 미숙아의 경우 지연된다.

**21** Apgar Score가 7점인 신생아의 코와 입이 많은 분비물로 인해 청색증이 점점 심해질 때, 가장 먼저 시행 할 간호중재는?

① 신생아의 신분 확인을 위해 손목과 발목에 2개의 신분 표지띠를 착용시킨다.
② 신생아 안염을 방지하기 위해 테트라사이클린 안연고를 적용한다.
③ 체열보존을 위해 따뜻한 수건으로 건조시키고 인큐베이터로 이동한다.
④ 둥근 고무 재질 흡인기로 코와 입의 분비물을 흡인한다.
⑤ 신생아 출혈질환을 예방하기 위해 출생 직후 비타민K를 근육 주사한다.

**22** 심방중격결손(ASD)으로 입원한 환아의 심도자술 후 간호중재로 적절하지 않은 것은?

① 합병증 예방을 위해 시술 직후 조기이상을 격려한다.
② 심도자술 부위 아래 맥박의 동일성과 대칭성을 확인한다.
③ 시술 후 완전히 깬 경우 물부터 시작하여 점차적으로 식사를 진행한다.
④ 시술한 사지의 온도, 피부색을 사정한다.
⑤ 드레싱 상태를 확인하여 출혈이나 혈종 유무를 관찰한다.

**23** 소아 심폐소생술에 대한 설명으로 옳은 것은?

① 의료인 2인 구조자의 경우 가슴압박과 인공호흡을 15:2로 시행한다.
② 소아의 맥박 확인 시 10초 이내로 상완동맥을 확인한다.
③ 제세동기 시 첫 번째 에너지 용량은 10J/kg이 권장된다.
④ 분당 150회 이상의 속도로 빠르게 가슴을 압박한다.
⑤ 가슴압박 시 손가락 두 개로 흉골 아래를 압박한다.

**24** 천식 증상이 있는 아동에게 적용해야 하는 약물로 옳지 않은 것은?

① Cromolyn Sodium
② Aspirin
③ Epinephrine
④ Corticosteroid
⑤ Albuterol

**25** 지역사회 주민들을 대상으로 하는 집단검진 시행 조건으로 옳은 것은?

① 희귀병을 발견할 수 있어야 한다.
② 세밀하고 고난도의 방법으로 시행되어야 한다.
③ 질병을 조기에 발견할 수 있어야 한다.
④ 검진도구의 민감성과 특이성이 낮아야 한다.
⑤ 검진 효과 검증 시 치료법 개발이 되어야 한다.

**26** Blacker의 인구 성장 5단계 중 선진국에 해당하며 사망률과 출생률이 최저로 인구 증가가 없는 단계는?

① 제1단계(고위 정지기)
② 제2단계(초기 확장기)
③ 제3단계(후기 확장기)
④ 제4단계(저위 정지기)
⑤ 제5단계(감퇴기)

**27** 국민건강보험에 관한 설명으로 옳지 않은 것은?

① 국민의 최저생활을 보장하고 자립을 지원하는 제도이다.
② 우연한 사고로 인한 경제적 부담을 경감시켜준다.
③ 부담능력에 따라 보험료는 차등 부담된다.
④ 의료 급여 대상자를 제외한 국민(직장가입자, 지역가입자)이 적용 대상이다.
⑤ 법률에 따라 강제 가입되고 강제 납부된다.

**28** Duvall의 가족 발달단계와 발달과업으로 옳지 않은 것은?

① 부부의 결혼을 시작점으로 첫아이의 연령을 중심으로 8단계로 구분하였다.
② 양육기는 출산기로 부모의 역할과 기능을 하는 단계이다.
③ 청소년기에는 수입이 안정화되며 안정된 결혼 관계가 유지된다.
④ 진수기에는 자녀의 출가에 따른 부모의 역할 적응이 필요하다.
⑤ 노년기에는 사회적 지위 및 경제적 능력이 향상된다.

**29** 지역사회 간호사의 역할 중 자신의 권리를 주장할 수 있도록 돕는 역할은 무엇인가?

① 변화촉진자
② 교육자
③ 상담자
④ 협력자
⑤ 대변자/옹호자

**30** 보건 교육의 교육 매체 종류와 그 장점으로 옳은 것은?

① 실물은 다수의 대상자가 있을 경우에 사용할 수 있다.
② 모형은 확대, 축소가 가능해 세부적 부분까지 관찰할 수 있다.
③ 융 판은 섬세한 설명이 가능하므로 고학년을 대상으로 한다.
④ 인쇄물은 학습자의 흥미를 유발하기 쉽다.
⑤ 슬라이드 환등기는 주의 집중이 잘되도록 한다.

**31** 정신간호의 개념적 모형 중 이상행동에 대한 관점이 〈보기〉와 같을 때 간호사의 역할로 적절한 것은?

―― 보기 ――
- 사회와 환경요인이 스트레스를 일으키며, 불안 발생의 원인이다.
- 가난, 가정불화, 교육기회 부족 등 사회적 상황이 정신질환을 일으킨다.

① 질병의 진행과정 중 나타나는 증상을 처방에 따라 치료한다.
② 지역사회 내 가능한 사회자원, 체계를 이용하여 문제를 함께 해결한다.
③ 행동의 목표를 설정하고 교사의 역할로 인지행동치료를 한다.
④ 효과적인 의사소통원리를 교육하고 의사소통과정을 중재한다.
⑤ 대상자에게 공감하고 신뢰감을 형성하여 만족스런 대인관계경험을 하도록 한다.


**32** REM 수면 및 NREM 수면의 특징으로 옳지 않은 것은?

① 깨기 매우 어려운 수면 단계는 NREM 4단계이다.
② REM단계에서 혈압, 맥박, 호흡이 증가한다.
③ NREM 1단계에서 몽유병, 야뇨증이 발현한다.
④ NREM 2단계는 전체 수면의 50%를 차지한다.
⑤ REM단계 시 뇌파활동이 활발하고 꿈을 꾸게 된다.


**33** 다음 사례에서 나타나는 대상자의 증상에 대한 설명으로 옳은 것은?

―― 보기 ――
아무도 없는 방에서 누군가 자신에게 자꾸 뛰어내리라는 소리가 들려 수차례 옥상에 갔지만 막상 뛰어내리려고 하니 무서워서 돌아왔다.

① 외부 현실은 무시하거나 관심이 없고 자신만의 세계를 구축한다.
② 외부의 자극이 없는데도 실제처럼 자각한다.
③ 비합리적이라는 사실을 알면서도 특정 생각이 계속 떠오른다.
④ 화제를 바꾸려는 노력에도 불구하고 떠올랐던 생각이 계속 떠오른다.
⑤ 실제 외부자극을 왜곡되게 인식한다.

**34** 치료적 환경에 대한 설명으로 옳지 않은 것은?

① 적응적 대처기술을 습득할 수 있는 기회를 제공한다.
② 신체적, 정서적 손상으로부터 보호받을 수 있도록 한다.
③ 대상자와 의료진 간에 수용적인 태도를 유지한다.
④ 대상자가 자신의 감정을 언어로 표현할 수 있도록 격려한다.
⑤ 치료과정이나 병동 내 의사결정은 의료진이 한다.

**35** "누군가 저를 감시하기 위해서 제 방에 도청장치를 설치했어요."라고 말하며 불안해하는 대상자에 대한 간호중재로 적절한 것은?

① 도청장치를 함께 찾으며 망상이 틀렸음을 증명한다.
② 망상에 대해 이야기하는 것을 무시하며 화제를 전환한다.
③ 불안의 감정을 언어로 표현하도록 격려한다.
④ 망상 자체에 초점을 두는 질문으로 현실감각 능력을 사정한다.
⑤ 신체적 접촉을 통해 대상자에게 현실감을 제공한다.

**36** "어제 고등학교 친구와 싸웠어요. 하나 밖에 없는 제 유일한 친구인데, 그 친구가 저를 떠난다면 어떻게 해야 할지 모르겠어요."라고 말하는 대상자에게 간호사의 치료적 반응은?

① "친구와의 관계가 걱정되시는군요. 어제 상황을 좀 더 말씀해 주실 수 있나요?"
② "저도 가끔 친구와 싸워요. 친구 끼리 싸울 수도 있는 거죠."
③ "만약 제가 당신이라면 제가 먼저 친구에게 사과할 거예요."
④ "걱정하지 마세요. 모든 것이 잘 해결 될 거예요."
⑤ "당신 친구가 당신을 화나게 만든 것 같군요. 그런 친구는 필요 없어요."

**37** 간호기록 작성 시 주의할 점으로 옳지 않은 것은?

① 간결한 작성을 위하여 존칭과 환자이름은 생략한다.
② 간호사의 객관적인 판단으로 기록한다.
③ 간호나 처치를 시행하기 전 미리 기록해둔다.
④ 다른 사람의 요청으로 기록내용을 변경해서는 안 된다.
⑤ 누군가가 대신 기록이나 서명을 할 수 없다.

**38** 간호사가 피부반응검사(AST)를 실시하지 않고 항생제를 투여한 후 환자가 전신 두드러기와 가려움 증상을 호소하였다. 이 경우 간호사는 어떤 법적 의무를 지키지 않은 것인가?

① 설명 및 동의의 의무
② 비밀유지의 의무
③ 확인의 의무
④ 주의의 의무
⑤ 진료 요청에 응할 의무

**39** 간호관리의 직무수행 평가상 오류와 관련하여 비호의적인 인상이 다른 분야 평가 시에도 반영되어 평가자의 실제 능력보다 낮게 평가되는 현상은?

① 후광효과
② 중심화경향
③ 관대화경향
④ 혼효과
⑤ 연공오류

**40** 인공호흡기 교육사업을 시행할 때 적합한 조직은?

① 위원회조직
② 라인조직
③ 라인-스태프조직
④ 프로젝트조직
⑤ 행렬조직

**41** 내부모집의 장점으로 옳은 것은?

① 유능한 인재의 확보 가능성 확대
② 인력개발 비용 절감
③ 신속한 충원과 충원비용 절감
④ 조직 활력 도모
⑤ 새로운 관점

**42** 장기이식 코디네이터로 근무하는 간호사가 고려할 문제가 아닌 것은?

① 안락사 문제
② 의학적 필요성
③ 의학적 예후
④ 대기 기간
⑤ 조직적합성

**43** 비위관 삽입 시 주의사항으로 옳은 것은?

① 튜브의 끝을 물이 담긴 용기에 넣었을 때 공기방울이 올라오면 다시 삽입한다.
② 흡인 시 구토를 예방하기 위해 측위를 취한다.
③ 비강을 통해 튜브를 삽입할 때 고개를 뒤로 젖힌다.
④ 튜브 삽입 시 코로 숨을 쉬면서 삼키는 것을 교육한다.
⑤ 튜브 길이는 코에서 귓불까지로 한다.


**44** 단순도뇨를 시행하는 상황에 해당하지 않는 것은?

① 장시간 자연배뇨가 불가능할 때 배뇨하기 위해
② 배뇨 후 잔뇨량을 측정하기 위해
③ 급성 방광팽만의 즉각적인 이완을 위해
④ 무균적인 소변 검사물 수집을 위해
⑤ 무력한 방광을 가진 환자들의 장기간 관리를 위해


**45** 수술 전후, 대상자에게 하는 교육으로 적절하지 않은 것은?

① 수술 후 폐포의 허탈상태를 방지하기 위해 심호흡을 격려한다.
② 수술 전후에 색전 예방 스타킹 착용을 권장한다.
③ 수술 후 합병증 예방을 위해 하지 운동을 자제시킨다.
④ 위장 문제 예방을 위해 수술 전 금식상태를 유지시킨다.
⑤ 수술 전 완전 의치는 제거해야 하나, 부분 의치는 허용한다.


**46** 억제대 종류에 따른 적응증으로 옳은 것은?

① 자켓 억제대는 운반차에 이송 시 안전을 위해 적용한다.
② 사지 억제대는 피부 질환이 있는 경우 긁는 행위를 방지하기 위해 적용한다.
③ 벨트 억제대는 신체에 삽입된 기구나 드레싱을 보호하기 위함이다.
④ 전신 억제대는 영아의 머리나 목의 치료 시 몸통의 움직임을 막기 위해 적용한다.
⑤ 사지 억제대는 휠체어에 앉아있는 동안 억제해야 하는 경우 사용한다.

**47** 욕창 간호로 옳지 않은 것은?

① 2시간마다 환자의 체위를 변경한다.
② 고단백 영양을 공급한다.
③ 에어매트리스를 적용하여 신체부위 압박을 완화한다.
④ 뼈 돌출 부위의 체중 경감을 위해 도넛베개를 사용한다.
⑤ 뼈가 돌출된 부위는 마사지를 금지한다.

**48** 죽음 수용단계 5단계를 순서대로 배열한 것은?

―――――――― 보기 ――――――――
㉠ 분노와 우울을 수용하고 작별을 준비한다.
㉡ 죽음을 받아들이려 이를 연기하려고 노력한다.
㉢ 병을 받아들이면서 극도로 우울해한다.
㉣ 현실을 부정하고 오진이라 판단한다.
㉤ 자신에게 일어난 일에 분노를 표출한다.

① ㉤→㉣→㉢→㉠→㉡
② ㉣→㉤→㉡→㉢→㉠
③ ㉢→㉣→㉤→㉡→㉠
④ ㉠→㉢→㉣→㉡→㉤
⑤ ㉢→㉣→㉠→㉤→㉡

**49** 문제 중심 기록 SOPAIE에서 'O'에 해당하는 것은?

① 체온 38.5℃
② 두통
③ 소양감
④ 항생제 투여
⑤ 오심

**50** 석고붕대나 견인으로 부동 상태인 대상자에게 다리 근력 유지를 위해 가장 권장하는 운동은?

① 등속성 운동
② 등장성 운동
③ 등척성 운동
④ 수동 운동
⑤ 능동 운동

# 제 03회 실력평가 모의고사

**1**  장기간 부동 환자에게서 무긴장성 근육반사가 보일 때 환자에게 나타나는 전해질 이상 반응은?

① 저칼슘혈증
② 고칼슘혈증
③ 저칼륨혈증
④ 고칼륨혈증
⑤ 고나트륨혈증

**2**  급성 천식 환자를 위한 간호중재로 옳은 것은?

① 기관지 수축제를 투여한다.
② 충분한 수분섭취를 격려한다.
③ 차고 건조한 습도를 유지한다.
④ 안정을 위한 많은 대화를 나눈다.
⑤ 복위를 취해 가스교환을 개선한다.

**3**  악성 종양의 특징으로 옳은 것은?

① 커지고 팽창하면서 성장한다.
② 섬유성 피막에 싸여있다.
③ 주위 원조직과 다른 양상을 보인다.
④ 경미한 조직손상을 일으킨다.
⑤ 성장 속도가 느리다.

| 제한 시간 | 60분 |
| --- | --- |
| 정답 문항 | _____ / 50문항 |
| 회독 수 | 1□ 2□ 3□ |

**4** 치질의 원인으로 옳은 것은?

① 음와염
② 항문성교
③ 반복되는 변비
④ 복부내압 감소
⑤ 직장조직의 과도한 신장

**5** 원발성 고혈압의 위험 요인이 아닌 것은?

① 알코올과 흡연
② 연령의 증가
③ 혈청 지질의 상승
④ 과도한 칼륨 섭취
⑤ 좌식 생활

**6** 본태성 고혈압 환자에게 이뇨제를 투여하는 이유는?

① 부종 예방
② 혈관 이완
③ 신부전 예방
④ 심부전 보상작용
⑤ 나트륨과 수분 배출

**7** 심박출량에 영향을 주는 요인으로 거리가 먼 것은?

① 승모판
② 후부하
③ 전부하
④ 심근수축력
⑤ 심박동수

**8** 뇌경색으로 병원을 찾은 환자에게 우선적으로 사용하는 약물은?

① t-PA
② Aspirin
③ Warfarin
④ Diazepam
⑤ Haloperidol

**9** 부신피질 기능저하증 환자의 간호중재로 옳은 것은?

① 수액 금지
② 수분 섭취 제한
③ 신체활동량 증가
④ 감염원 노출 방지
⑤ Corticosteroid 금기

**10** 만성 신우신염 환자의 간호중재로 옳은 것은?

① 통 목욕을 시행한다.
② 수분 섭취를 최소화한다.
③ 저혈압 조절이 필요하다.
④ 항문과 질의 청결에 특히 신경 쓴다.
⑤ 증상이 완화될 때까지 항생제를 투여한다.

**11** 안지오텐신 전환효소 억제제 복용 환자 간호로 옳은 것은?

① 출혈 징후를 파악한다.
② 소변량 감소로 나타나는 부종을 확인한다.
③ 침상에서 일어날 때 천천히 일어나도록 교육한다.
④ 저칼륨혈증이 생길 수 있으므로 모니터링 한다.
⑤ 심장이 두근거리는 증상이 발생할 수 있음을 교육한다.

**12** 〈보기〉의 검사결과로 알 수 있는 질환의 증상 및 특징으로 옳지 않은 것은?

───────────── 보기 ─────────────
- pH : 7.26
- $paCO_2$ : 32mmHg
- $paO_2$ : 76mmHg
- $HCO_3^-$ : 18mEq/L

① 설사
② 두통
③ 느리고 얕은 호흡
④ 과일 냄새 나는 호흡
⑤ 관절통

**13.** 〈보기〉가 설명하는 질환은?

> **보기**
> - HPV 원인
> - 성기 및 항문에 사마귀
> - 치료 시 25% podopillin 투여

① 첨형콘딜로마　　② 인간면역결핍바이러스
③ 단순포진바이러스　　④ Toxoplasmosis
⑤ 자궁경부암

**14.** 자궁 외 임신을 진단할 때 맹낭천자 부위로 옳은 것은?

① 자궁오목
② 자궁난관
③ 후질원개
④ 전질원개
⑤ 융모막

**15.** 과다 월경으로 인해 내원한 여성에게 고도 빈혈 소견이 있으며, 자궁이 주먹 크기보다 조금 커져 있다. 자궁 왼쪽 부위에서 달걀 크기 덩어리가 딱딱하게 만져질 때 의심되는 질환은?

① 자궁근종
② 자궁내막증
③ 자궁관협착
④ 자궁경부암
⑤ 자궁내막증식증

**16** 완경에 대한 설명으로 옳은 것은?

① 60세 이전에 월경이 끝나면 조기 완경이라 한다.
② 완경기 증상 중 안면 홍조는 가장 나중에 나타난다.
③ 완경으로 인해 난포자극 호르몬(FSH)이 감소한다.
④ 에스트로겐이 결핍되어 골다공증을 발생시킬 수 있다.
⑤ 질 내 pH가 감소한다.

**17** 불임여성이 난관의 통기성 여부를 알기 위해 루빈검사(Rubin Test)를 시행하였다. 난관 통기성이 정상임을 의미하는 소견으로 적절한 것은?

① 체온이 상승하였다.
② 일시적으로 견갑통을 호소하였다.
③ 맑고 미끈거리며 달걀 흰자 같은 분비물이 나왔다.
④ 아이오딘 용액에 짙은 갈색으로 염색되었다.
⑤ 채취한 표본에서 이형증이 발견되지 않았다.

**18** 임신 27주 임부가 무통성의 선홍색 질출혈로 내원하였다. 초음파검사로 태반의 위치를 확인하였을 때 태반이 자궁 하부에 부착되어 경관을 덮고 있었다. 이 여성의 활력징후는 안정적이고 태아 전자 감시 결과 태아심음은 정상이었다. 이 여성에게 시행해야 할 간호중재로 적절한 것은?

① 자궁수축을 위해 옥시토신을 투여한다.
② 자궁경부 개대 확인을 위해 내진을 한다.
③ 자궁저부를 마사지해준다.
④ 침상안정 시키고 출혈량을 관찰하며 임신을 유지한다.
⑤ 즉시 응급 제왕절개수술을 준비한다.

**19** ANC500 이하 아동 투여 약물로 옳은 것은?

① verapamil
② propranolol
③ corticosterdoid
④ G-CSF
⑤ ritodrine

**20** 신생아 신경계 반사 중 발뒤꿈치에서부터 발바닥 외측을 따라 엄지발가락 쪽으로 긁으면 발가락이 과다 신전되고, 엄지발가락은 배굴되는 반사는?

① 바빈스키 반사
② 모로반사
③ 긴장성 경반사
④ 페레즈 반사
⑤ 파악반사

**21** 고위험 신생아 간호의 가장 우선시되는 목적은 무엇인가?

① 체온 조절
② 호흡 유지
③ 영양 균형
④ 감염 예방
⑤ 수분 공급

**22** 선천성 거대결장으로 병원에 내원한 환아에게 볼 수 있는 증상은?

① 흑색변
② 체중 증가
③ 지속적 설사
④ 리본 모양 대변
⑤ 비담즙성 구토

**23** 학령전기 아동에 관한 설명으로 옳은 것은?

① 스트레스의 반응으로 인해 퇴행 현상이 나타날 경우 치료가 필요하다.
② 질병의 원인과 경과, 치료방법을 사고할 수 있다.
③ 사물 형태가 달라져도 양이나 부피는 같다는 보존개념을 이해할 수 있다.
④ 죽음에 대해 성인처럼 완전히 이해하게 된다.
⑤ 현실과 상상을 혼동할 때에는 논리적으로 바로잡아야 한다.

**24** 골수 천자가 필요한 아동의 천자 시행 부위로 가장 적합한 곳은?

① 흉골
② 척골
③ 치골결합
④ 후장골능
⑤ 요추 5~6번 사이

**25** 재활간호사업에 대한 설명으로 옳지 않은 것은?

① 장애인의 신체, 정식, 사회적 및 경제적 능력을 최대한 발휘하도록 도와주는 것이다.
② 재활의 궁극적인 목표는 성취감 증진이다.
③ 의학적, 사회적, 교육적, 직업적 수단을 동원해 상호 조정하여 훈련한다.
④ 장애인의 능력을 최고 수준에 도달하도록 하는 간호사업이다.
⑤ 장애인의 잠재적 능력은 극대화하여 수용할 만한 삶의 질을 성취하도록 하는 것이 목표 중 하나이다.

**26** 살모넬라 식중독에 대한 설명으로 옳지 않은 것은?

① 복통, 구토, 설사, 발열 증상이 나타난다.
② 주원인은 식육가공품, 계란 등이다.
③ 독소형 식중독에 해당한다.
④ 주로 5 ~ 10월에 발생한다.
⑤ 대부분 자연적으로 호전된다.

**27** 인구 구조 유형 중 출산연령에 해당하는 청장년층과 유년층의 비율이 높은 유형은?

① 피라미드형
② 종형
③ 항아리형
④ 호로형
⑤ 별형

28 지역사회 보건의료사업에서 1차 예방 활동으로 옳은 것은?

① 대장암 조기진단을 위한 건강검진 실시
② 보건소에서 예방접종률을 높이기 위한 홍보 제작
③ 직장에서 건강문제 조기 발견을 위한 건강검진 실시
④ 장애가 있는 주민을 대상으로 사회재적응 훈련
⑤ 알코올 의존환자들의 정보공유를 위한 자조그룹 형성

29 지역사회에서 환자대조군 연구를 시행할 때 방법에 대한 설명으로 옳은 것은?

① 급성 질병 원인을 규명하는 데 적합하다.
② 환자군 선정 방법이 가장 어려운 문제이다.
③ 유해 요인이 건강문제 발생 원인임을 규명하는 연구이다.
④ 건강문제가 없지만 유해 요인에 노출된 사람을 대상으로 한다.
⑤ 특정 기간 한정된 모집단에서 질병과 특정 속성과의 관계를 조사한다.

30 유기용제를 취급하는 작업장에서 백혈구, 적혈구, 혈소판이 감소하는 증상의 근무자들이 증가하는 경우, 산업장의 보건관리자가 해야 할 일로 적절한 것은?

① 근무자들 전체를 대상으로 감염질환에 대한 감염여부 검사를 진행한다.
② 작업장 내에 환기시설이 제대로 작동하는지 확인한다.
③ 작업장 바닥이 축축해지도록 물을 뿌린다.
④ 일반 건강검진을 실시하도록 한다.
⑤ 고무장갑과 장화, 고무앞치마를 착용하도록 안내한다.

**31** Haloperidol을 복용 중인 환자가 투약 후 목과 어깨가 뒤틀리며, 얼굴, 턱 근육이 뻣뻣함을 호소하였다. 이때 투약할 약물은?

① Benztropine
② TCA
③ Lithium
④ SSRIs
⑤ Barbiturate Sulfate

**32** 망상과 환각이 있는 조현병 환자에게 Clozapine 투약 시 혈액검사를 정기적으로 시행하는 이유는 무엇인가?

① 추체외로계 부작용
② 무과립구증
③ 고혈압
④ 항콜린성 작용
⑤ 프로락틴 분비

**33** 치매환자의 간호중재로 옳은 것은?

① 여러 간호사가 로테이션하며 환자를 간호한다.
② 기억력 쇠퇴 예방을 위해 물건의 위치를 자주 바꾼다.
③ 기억하지 못하는 사건은 반복하여 질문한다.
④ 짧고 간단한 문장으로 한 번에 한 가지 질문을 한다.
⑤ 배회증상을 예방하기 위해 활동범위를 병실로 제한한다.

**34** 반사회적 인격 장애에 대한 설명으로 옳지 않은 것은?

① 부모의 비일관적 양육태도 등이 원인이 된다.
② 초자아가 이드의 충동을 조절하지 못한 경우 나타난다.
③ 충동적 행동 후 자신의 행동에 잘못했다는 느낌을 갖는다.
④ 사회적 규범을 무시하고 반사회적 행위, 범죄행위를 지속적으로 행한다.
⑤ 겉으로는 남의 기분에 공감하는 모습을 보인다.

**35** 〈보기〉 사례 속 대상자에게 필요한 간호중재가 아닌 것은?

― 보기 ―

28세 대상자는 최근 음주량이 크게 늘었고, 술을 마시지 않으면 불안하거나 손이 떨리는 등 금단 증상이 나타난다. 일상적인 약속이나 업무도 술을 마시기 위해 미루는 일이 잦아졌으며, 술에 취해 출근을 하지 못하거나 직장 동료들과의 관계가 점차 소원해졌다. 가족들은 음주 문제를 지적하지만 대상자는 '내가 조절할 수 있다'며 부정하거나 화를 내는 모습을 보인다. 최근에는 술로 인한 실수나 기억상실(블랙아웃)도 경험하고 있다. 본인은 스트레스 해소와 외로움을 달래기 위해 술을 마신다고 말한다.

① 알코올 의존은 질환임을 인식시켜 치료동기를 부여한다.
② 개방적, 무비판적, 지지적인 태도로 치료관계를 형성한다.
③ 금단증상을 예방하기 위해 서서히 알코올 섭취를 줄이도록 한다.
④ 금단 증상이 있는 경우, 자극을 최소화하고 조용한 환경을 제공한다.
⑤ 알코올 의존환자 자조집단에 참여하도록 정보를 제공한다.

**36** 6세 아동이 미술시간에 집중하지 못하고 주변 친구들의 그림에 참견하며 그림 그리기를 완수하지 못하고 있다. 해당 대상자에게 가장 적절한 간호중재는?

① 다양한 자극과 흥미로운 분위기를 제공한다.
② 아이의 행동의 이면에 있는 감정을 이해하고 공감한다.
③ 평소 좋아하는 장난감을 제공한다.
④ 너그럽고 허용적인 태도로 아이를 대한다.
⑤ 단순하고 구체적으로 지시한다.

**37** 야간진료, 중환자실의 보호자실 설치, 응급실 진료 등을 실시하여 고객만족을 창출하고자 한다면 마케팅 믹스 중 어느 단계에 해당하는가?

① 제품전략
② 가격전략
③ 촉진전략
④ 유통전략
⑤ 과정전략

**38** 수혈 시 혈액형의 부적합에 의한 용혈성 수혈반응이 발생하였다. 환자안전사고 중 어디에 해당하는가?

① 근접오류
② 위해사건
③ 적신호사건
④ 의료과오
⑤ 의료오류

**39** 간호 계층별 간호관리자의 역할에 대한 것으로 옳지 않은 것은?

① 최고 관리자는 간호부서의 대변자로 병원의 중요한 의사결정에 참여한다.
② 최고 관리자는 임상 간호의 발전을 위한 연구를 지휘한다.
③ 중간 관리자는 간호부서의 정책수립과 업무집행에 참여한다.
④ 일선 관리자는 간호 단위를 대표하여 간호부서의 회의에 참여한다.
⑤ 일선 관리자는 환자의 간호요구, 간호사의 능력을 파악하여 업무를 적절히 배분해야 한다.

**40** 의료의 질(Quality)을 구성하는 요소에 대한 설명으로 옳은 것은?

① 접근성(Accessibility) : 6시간 걸리던 병원 방문시간을 원격진료를 통하여 단축하였다.
② 효율성(Efficiency) : 의료자원의 분배는 공정성에 입각하여 지역별 균형을 맞추었다.
③ 지속성(Continuity) : 입원환자 1인당 간호서비스 투입비용을 전년대비 10 % 감소시켰다.
④ 형평성(Equity) : 환자를 전원하면서 의료정보를 공유하여 환자에게 제공되는 진료와 간호를 일관성 있게 하였다.
⑤ 이용자 만족도(Consumer Satisfaction) : 환자에게 필요한 서비스를 제공할 수 있는 여건의 구비정도가 늘어났다.

**41** 간호 관리 과정 중 직원들로 하여금 개개인에게 주어진 책임을 받아들이고 직무를 수행하도록 동기를 부여하는 관리 기능은 무엇인가?

① 기획
② 조직
③ 인사
④ 지휘
⑤ 통제

**42** 병원 내 윤리적 문제를 예방하기 위해 설치하는 병원윤리위원회의 역할로 옳지 않은 것은?

① 원내 직원과 실습생 교육
② 사례 분석과 문제해결
③ 병원 정책 및 규범의 윤리적 검토
④ 윤리적 의사결정을 위한 절차 확립
⑤ 윤리적 문제의 금전적 보상을 위한 예산 확보

**43** 정상 소변의 특징으로 옳은 것은?

① pH농도가 8.5이다.
② 호박색이고 투명하다.
③ 1일 10회 배뇨한다.
④ 적혈구 4개 이상이다.
⑤ 요비중 범위가 1.050이다.

**44** 외과적 무균술 적용하지 않아도 되는 것은?

① 좌약투여
② 단순 도뇨술
③ 요추천자
④ 주사 약물 준비
⑤ 수술복 착용

**45** Z-track 주사방법에 대한 설명으로 옳은 것은?

───── 보기 ─────
㉠ 약물로 인한 피하조직의 자극을 최소화하고, 통증을 감소시키는 근육 주사 방법이다.
㉡ 주사 시, 주사 준비 후 주삿바늘에 주사약이 묻었으므로 새 주삿바늘로 바꾼다.
㉢ 주삿바늘이 혈관에 삽입되었는지 확인하기 위해 내관을 당겨서 확인한다.
㉣ 주사 후에는 약물흡수를 돕기 위해 알코올솜으로 마사지를 한다.

① ㉠
② ㉠㉡
③ ㉡㉢
④ ㉠㉣
⑤ ㉡㉢㉣

**46** 마약성 진통제 특징으로 옳은 것은?

① 마약성 진통제는 호흡이 빠를 때 사용하지 않는다.
② 마약성 진통제는 말초신경계에 작용한다.
③ 낙소졸은 스테로이드성 진통제이다.
④ 데메롤 부작용으로 기면이 나타난다.
⑤ 코데인은 진해제로 사용한다.

**47** 38세 여성 신 씨가 관절 통증을 호소하며 내원하였다. 신 씨는 흡연자로 1일 10개피를 흡연하며 활력징후는 모두 정상이다. 혈액 검사 결과가 다음과 같을 때 환자에게 보이는 증상으로 옳은 것은?

─────────── 보기 ───────────
- RBC : 450만/㎣
- WBC : 12만/㎣
- Hb : 12g/dL
- PLT : 30만/㎣
- ESR : 35mm/h
- CRP : 20.0mg/L
- RF factor : 20IU/ml
- anti-CCP : 6.5U/ml

① 척추 만곡
② 휴식 후 통증
③ 뼈의 마찰음
④ 입과 눈의 건조함
⑤ 얼굴에 나비모양 발진

**48** 장루 환자 관리를 위한 간호 중재로 옳은 것은?

① 주머니 교체 시 장루와 같은 크기로 준비한다.
② 장루 주변 피부 알칼리성 비누로 세척하고 건조시킨다.
③ 피부 보호판을 크게 잘라 장루 자극을 예방한다.
④ 장루 주머니는 1/3 정도 찼을 때 비운다.
⑤ 주머니 부착 부위는 항상 습윤제를 도포한다.

**49** 화상 환자의 분류 방법으로 옳은 것은?

① 4도 화상은 전층 화상으로 지방층까지 손상된 상태이다.
② 표피와 진피 일부만 손상 된 것은 1도 화상이다.
③ 화상 범위, 깊이, 장소로 분류한다.
④ 모든 화상의 범위는 TBSA의 화상면적 비율로 계산한다.
⑤ 변연절제술 후에 화상범위를 평가하는 것이 가장 정확하다.

**50** 목발을 짚을 때 대상자의 보행법에 대한 설명으로 옳지 않은 것은?

① 4점 보행법은 천천히 걸어야 할 경우 시행하는 보행법이다.
② 그네 보행법은 둔부에 마비가 있는 대상자의 보행법이다.
③ 2점 보행은 한쪽 발만 사용 가능할 경우 시행하는 보행법이다.
④ 3점 보행은 한쪽 또는 양쪽 발이 사용 가능한 대상자의 보행법이다.
⑤ 2점 보행은 빨리 갈 수 있지만 넘어지기 쉬운 보행법이다.

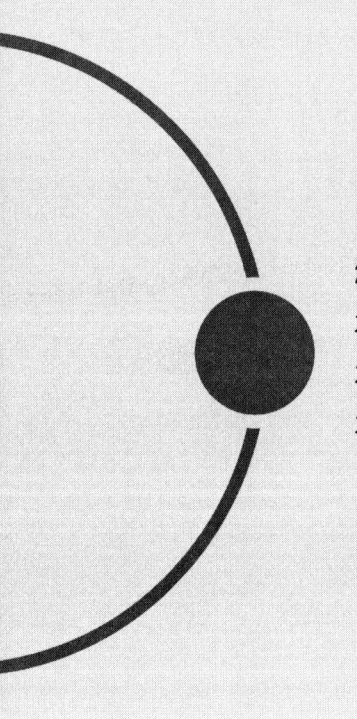

2024. 07. 27. 기출복원문제 정답 및 해설
제01회 정답 및 해설
제02회 정답 및 해설
제03회 정답 및 해설

PART 03

정답 및 해설

# 2024. 07. 27. 기출복원문제 | 정답 및 해설

## 01 2024. 07. 27. 기출복원문제

| 1 | 2 | 3 | 4 | 5 | 6 | 7 | 8 | 9 | 10 |
|---|---|---|---|---|---|---|---|---|---|
| ⑤ | ⑤ | ③ | ④ | ② | ① | ① | ③ | ② | ③ |
| 11 | 12 | 13 | 14 | 15 | 16 | 17 | 18 | 19 | 20 |
| ① | ③ | ② | ④ | ① | ④ | ③ | ① | ④ | ① |
| 21 | 22 | 23 | 24 | 25 | 26 | 27 | 28 | 29 | 30 |
| ③ | ② | ③ | ② | ② | ① | ① | ② | ④ | ① |
| 31 | 32 | 33 | 34 | 35 | 36 | 37 | 38 | 39 | 40 |
| ④ | ③ | ② | ① | ③ | ② | ④ | ③ | ③ | ④ |
| 41 | 42 | 43 | 44 | 45 | 46 | 47 | 48 | 49 | 50 |
| ② | ③ | ④ | ③ | ③ | ② | ④ | ③ | ② | ② |

---

**1** | 과목 | 지역사회간호학 | 난이도 | ●○○ | 정답 | ⑤ |

초등학교 1학년, 초등학교 4학년, 중학교 1학년, 고등학교 1학년이 학생 건강검진 대상자에 해당한다.

---

**2** | 과목 | 아동간호학 | 난이도 | ●○○ | 정답 | ⑤ |

⑤ 협동놀이는 4 ~ 6세 사이인 학령기에 나타난다. 공동의 목표를 가지고 함께 놀이하고, 놀이의 규칙을 이해하고 따르며 역할을 분담하여 서로 협력한다. 타인의 감정과 요구를 이해하고 반응하는 특징이 있다.
① 신생아기는 출생 ~ 생후 4주를 의미한다. 원시 반사가 뚜렷하고 감각이 발달하는 시기다.
② 단독놀이는 영아기에 나타난다. 주로 관찰하며 주변을 신경 쓰지 않고 자신만의 놀이에 집중한다. 혼자서 놀이하며 다른 아이들과 상호작용을 하지 않는다.
③ 평행놀이는 유아기에 나타난다. 비슷한 장난감을 가지고 각자 독립적으로 논다. 같은 공간에서 비슷한 놀이를 하지만, 상호작용은 없다.
④ 연합놀이는 학령전기에 나타난다. 같은 놀이를 하며 대화를 하고, 행동을 공유하나 목표나 규칙 없이 자유롭게 참여한다.

| | 회독 오답수 | | |
|---|---|---|---|
| | 1회독 | 2회독 | 3회독 |
| | 개 | 개 | 개 |

**3** | 과목 | 간호관리학 | 난이도 | ●●○ | 정답 | ③ |

① 정보를 계층적으로 정리하여 문제를 분석하는 방법이다.
② 조직이나 프로젝트의 강점(Strengths), 약점(Weaknesses), 기회(Opportunities), 위협(Threats)을 분석하는 방법이다.
④ 다른 조직의 우수한 사례나 프로세스를 비교하여 자사의 성과를 개선하는 방법이다.
⑤ 6명이 각자 3개의 아이디어를 5분 안에 적고 돌려가며 아이디어를 발전시키는 방법이다.

**4** | 과목 | 성인간호학 | 난이도 | ●●○ | 정답 | ④ |

고퓨린 음식은 요산 수치를 높여서 통풍을 유발할 수 있기 때문에 통풍환자는 이를 제한해야 한다. 정어리, 고등어, 연어, 소고기, 닭고기, 내장류(돼지 간, 소간 등), 고기 국물 등은 고퓨린 음식으로, 요산 수치를 높여서 통풍발작을 유발할 수 있다.

**5** | 과목 | 성인간호학 | 난이도 | ●●○ | 정답 | ② |

② 크론병 환자들은 일반적으로 저마그네슘혈증(마그네슘 결핍)의 위험이 있다.
① 흡연은 크론병 발병률을 높인다.
③ 크론병은 소화관의 어느 부위에서나 발생할 수 있는 만성 염증성 장 질환이지만, 회맹판 부위에서 자주 발생한다.
④ 크론병은 장 벽에 깊고 좁은 궤양이 생겨 자갈모양의 병변이 나타난다.
⑤ 재발과 완화가 반복되는 만성 염증성 장 질환이므로 장기적인 관리가 중요하다.

## 6

| 과목 | 성인간호학 | 난이도 | ●●○ | 정답 | ① |

① 비타민 K는 혈액 응고에 중요한 역할을 하는 응고 인자들을 합성하는 데 필수다. 간경변(LC) 환자는 간 기능이 저하되어 비타민 K의 흡수 및 저장이 원활하지 않다. 비타민 K가 부족하면 혈액 응고 인자의 생성이 감소하여 PT(Prothrombin Time)가 지연된다.
② 비타민 B12는 적혈구 생성과 신경 기능에 관여한다.
③ 비타민 C는 항산화 작용과 콜라겐 합성에 관여한다.
④ 비타민 A는 시각 기능과 면역 기능에 관여한다.
⑤ 비타민 D는 근육기능, 면역기능, 정신건강, 뼈 건강 등에 관여한다.

## 7

| 과목 | 성인간호학 | 난이도 | ●●○ | 정답 | ① |

① 아나필락시스는 즉시형 과민반응으로 제1형 과민반응에 해당한다. 제1형 과민반응은 항원(알레르겐)이 IgE 항체와 결합하여 비만 세포와 호염구에서 히스타민 등의 화학 매개체가 급격히 방출되면서 발생한다.
② 제2형 과민반응은 세포 독성 반응이다.
③ 제3형 과민반응은 면역복합체 매개 반응이다.
④ 제4형 과민반응은 지연형 과민반응이다.
⑤ 제1형부터 제4형까지로 분류된다.

## 8

| 과목 | 지역사회간호학 | 난이도 | ●●○ | 정답 | ③ |

③ 전파가능성을 고려하여 발생 또는 유행 시 24시간 이내에 신고하여야 하고, 격리가 필요한 것은 제2급 감염병이다.
①②④⑤ 집단 발생의 우려가 커서 발생 또는 유행 즉시 신고하여야 하고, 음압격리와 같은 높은 수준의 격리가 필요한 감염병인 제1급 감염병에 해당한다.

## 9

| 과목 | 모성간호학 | 난이도 | ●●○ | 정답 | ② |

② 속발성 무월경은 정상적인 월경을 하던 여성이 3개월 이상 월경을 하지 않는 상태이다. 임신, 시상하부 장애(식욕 부진, 스트레스, 만성질환 등)난소 기능저하(조기완경, 자가면역질환 등), 내분비 장애(다낭성 난소 증후군, 갑상선 기능저하증 등) 뇌하수체 기능장애(뇌하수체 기능저하증, 기능 손상 등) 등이 원인이 된다.
①③④⑤ 원발성 무월경의 원인이다.

| 10 | 과목 | 간호관리학 | 난이도 | ●●○ | 정답 | ③ |

알더퍼의 ERG 이론에는 생존욕구, 관계욕구, 성장욕구가 있다. 생존욕구에는 매슬로우의 생리적 욕구, 안전 욕구, 관계욕구에는 사회적 욕구, 성장욕구에는 존경욕구, 자아실현 욕구가 해당된다.

| 11 | 과목 | 성인간호학 | 난이도 | ●●○ | 정답 | ① |

① 메니에르병은 내림프 수종으로 인해 발병하는데, 이때 염분 섭취가 많으면 내림프 수종이 악화된다. 따라서 염분을 제한하며 내이의 수분과 전해질 균형을 유지해야 한다.
② 내림프액 압력 과잉으로 어지럼증, 이명, 청력 소실을 초래하는데, 발작 시에는 어지럼증이 심해서 안정이 필요하다.
③ 메니에르병과 단백질 섭취는 직접적인 관련이 없다. 단백질을 많이 먹는다고 증상이 개선되거나 악화되는 것이 아니다.
④ 수분은 적절히 섭취하되 염분을 제한해야 한다.
⑤ 자극은 증상을 악화시킬 수 있으므로 이어폰 사용이나 큰 소음은 피해야 한다.

| 12 | 과목 | 정신간호학 | 난이도 | ●●○ | 정답 | ③ |

① 화가 난 대상에게 표출하지 못한 감정을 덜 위협적인 대상에게 표현하는 것으로, 예를 들면 직장에서 상사에게 혼난 후에 집에 와서 가족에게 화를 내는 경우이다.
② 자기 마음 속 생각이나 감정을 다른 사람에게도 있는 것처럼 전가하는 것으로, 예를 들면 자신이 누군가를 싫어하면서 그 사람이 자신을 싫어한다고 믿는 경우이다.
③ 정신적으로 긴장되거나 갈등 상황이 신체 증상으로 발현되는 방어기제이다.
④ 받아들이기 어려운 생각 또는 감정을 무의식적으로 억눌러 의식하지 못하도록 하는 것으로, 예를 들면 어린 시절의 트라우마를 기억하지 못하고 해당 사건을 떠올리지 않는 경우이다.
⑤ 스트레스로 인해 이전 발달 단계로 후퇴하는 것으로 어른이 울거나 떼쓰는 등 어린아이의 행위를 하는 경우이다.

| 13 | 과목 | 기본간호학 | 난이도 | ●●○ | 정답 | ② |

24시간을 분으로 환산하면 1440분이 된다. 3000cc의 약물을 1440분 동안 주입해야 한다.
3000cc ÷ 1440 = 2.083cc/분이며, 1cc당 20gtt이므로 1분당 주입해야 하는 방울 수는 2.083cc/min × 20gtt/cc = 41.67gtt/min
∴ 42gtt/min이다.

| 14 | 과목 | 모성간호학 | 난이도 | ●●○ | 정답 | ④ |

④ 엄지와 검지를 벌려 하복부를 촉진하여 골반 진입과 태세를 확인한다.
① 1단계에 해당한다. 태위(종위, 횡위)와 선진부(두부, 둔부)를 확인하는데, 3단계에서는 1단계와 비교하여 태위와 태향을 결정한다.
② 2단계에 해당한다. 치골결합과 자궁저부 사이 자궁의 양측을 촉진하여 등과 사지를 구분한다.
③⑤ 4단계에 해당한다. 치골결합을 깊이 촉진하여 하강 정도와 아두의 신전 상태, 아두가 잘 굴곡되어 있는지 파악한다.

| 15 | 과목 | 기본간호학 | 난이도 | ●●○ | 정답 | ① |

① 중추 화학수용기에 해당하는 연수에는 화학수용기가 있어 혈액의 pH와 이산화탄소 농도 변화를 감지한다. 이산화탄소 농도가 증가하면 혈액의 pH가 떨어지며 더 산성화가 된다. 중추 화학수용기는 이를 감지하여 호흡을 증가시켜 이산화탄소를 배출한다.
② 감정 반응 조절에 주요한 역할을 한다.
③ 체온조절 등 항상성 기능을 담당하며 호흡조절과는 직접적인 연관이 적다.
④⑤ 말초 화학수용기에 해당하는 경동맥소체와 대동맥소체는 혈액 내의 이산화탄소, 산소(O2), 그리고 pH 변화를 직접적으로 감지한다. 이산화탄소 농도 증가나 산소 농도 감소 시 호흡 속도와 깊이를 증가시켜 혈액 가스 농도를 조절한다. 경동맥소체는 혈중 이산화탄소가 증가하거나 산소 농도가 감소하면 신경 신호를 연수로 보내어 호흡 속도와 깊이를 증가시킨다.

| 16 | 과목 | 간호관리학 | 난이도 | ●●○ | 정답 | ④ |

④ 예방적 치료와 만성 질환 관리를 장려하여 전체적인 건강 증진을 도모하고, 고정된 비용 구조로 인해 의료 비용을 예측하고 관리하기 쉽다.
① 의료 제공자가 제공한 서비스나 처치의 종류와 양에 따라 각각의 행위마다 별도로 수가를 산정하고 지불하는 방식이다.
② 환자가 병원에 입원한 일수에 따라 일정 금액을 의료 제공자에게 지불하는 방식이다.
③ 환자의 진단명 또는 질병군에 따라 일정 금액을 의료 제공자에게 지불하는 방식이다.
⑤ 일정 기간 동안 의료기관 전체에 대해 진료비 총액을 사전에 협의·결정하여 그 범위 내에서 진료비를 지급하는 방식이다.

| 17 | 과목 | 정신간호학 | 난이도 | ●●○ | 정답 | ③ |

③ 치료 저항성 조현병에 사용되는 항정신병 약물에 해당한다. 클로자핀의 주요 부작용 중 하나는 무과립구증이다. 무과립구증은 백혈구, 호중구의 수가 위험할 정도로 감소하는 상태로, 감염에 대한 취약성을 증가시킨다. 클로자핀을 복용하는 환자는 정기적인 혈액 검사를 통해 백혈구 수치를 모니터링을 해야 한다.
① 비정형 항정신병 약물로, 일반적으로 체중 증가, 당뇨병 등의 대사성 부작용이 있다.
② 1세대 항정신병 약물로, 추체외로 증상(근육 경직, 떨림 등)이 주요 부작용이다.
④ 비정형 항정신병 약물로, 안절부절못함, 두통, 불면이 주로 발생한다.
⑤ 비정형 항정신병 약물로, 클로자핀과 비슷한 임상적 특징을 가지지만 어지러움, 기립성 저혈압, 항콜린성 부작용 등이 발생할 수 있다.

| 18 | 과목 | 성인간호학 | 난이도 | ●●○ | 정답 | ① |

① 당화혈색소(HbA1C) 값이 6.5% 이상일 때 당뇨병으로 진단한다.
② 공복혈당이 126mg/dl 이상일 때 당뇨병으로 진단한다.
③ 식후 2시간 혈당이 200mg/dl 이상일 때 당뇨병으로 진단한다.
④ 경구 포도당 부하검사(OGTT)에서 2시간 후 혈당이 200mg/dl 이상일 때 당뇨병으로 진단한다.
⑤ 무작위 혈당 검사 시 200mg/dl과 다뇨, 다음 등의 증상이 있으면 당뇨병으로 진단한다.

| 19 | 과목 | 성인간호학 | 난이도 | ●●○ | 정답 | ④ |

헤베르덴 결절은 골관절염의 특징적인 소견에 해당한다.

| 20 | 과목 | 아동간호학 | 난이도 | ●●○ | 정답 | ① |

신생아 황달은 혈액 내 빌리루빈 수치가 상승하여 피부와 눈의 흰자위가 노랗게 변하는 상태이다. 신생아에게 황달 증상이 나타나면 가장 먼저 빌리루빈 수치를 확인하여 중증도를 평가해야 한다. 빌리루빈 수치 검사를 통해 황달의 심각성을 정확히 판단할 수 있다.

## 21
| 과목 | 모성간호학 | 난이도 | ●●○ | 정답 | ③ |

산후 4시간 된 산모가 두통과 어지러움을 호소하고, 자궁이 물렁물렁한 상태에서 혈압이 높다면, 가장 우선적으로 고려해야 할 것은 자궁 이완으로 인한 출혈이다. 산후 출혈의 가장 흔한 원인은 자궁이 물렁물렁한 자궁 이완의 상태이다. 자궁 마사지는 자궁을 수축시켜서 출혈을 줄일 수 있는 효과적인 초기 조치에 해당한다.

## 22
| 과목 | 아동관리학 | 난이도 | ●●○ | 정답 | ② |

소시지 복부 증상은 장중첩증의 특징적인 징후에 해당한다. 응급 상황이므로 신속한 조치를 해야 한다. 가장 먼저 금식을 시행하여 장에 추가적으로 내용물이 이동하지 않도록 하여야 한다.

## 23
| 과목 | 성인간호학 | 난이도 | ●●○ | 정답 | ③ |

③ 산을 식도로 주입하여 GERD 증상을 재현하고 진단한다.
① 위장관의 구조적 이상을 확인하기 위해 바륨을 삼키고 X-선을 촬영하는 검사이다. GERD의 진단보다는 식도의 구조적 문제를 확인한다.
② 식도 내 pH를 24시간 동안 측정하여 GERD를 진단하는 가장 표준적인 검사이다.
④ GERD 진단과 관련이 없다.
⑤ 뇌수막염, 뇌염 등을 확인하는 검사로 GERD와 무관하다.

## 24
| 과목 | 성인간호학 | 난이도 | ●●○ | 정답 | ② |

씬지로이드(Levothyroxine)는 갑상샘 기능 저하증 환자에게 처방되는 약물이다. 올바른 약물 흡수를 위해 아침 공복에 복용하여야 한다. 음식물, 칼슘, 제산제, 일부 비타민은 씬지로이드 흡수를 방해한다.

## 25
| 과목 | 간호관리학 | 난이도 | ●●○ | 정답 | ② |

조하리의 창(Johari Window) 이론은 자기 인식과 대인관계를 이해하기 위해 사용되는 모델이다. 열린 창, 보이지 않는 창, 숨겨진 창, 미지의 창으로 구성된다. 자기 인식은 주로 '열린 창' 영역을 확장하는 것을 목표이다. 자기 노출은 자신에 대한 정보를 타인에게 공개하는 과정으로 '숨겨진 창'을 줄이고 '열린 창'을 넓힐 수 있다. 타인의 피드백은 타인이 자신에 대해 알려주는 정보를 받아들이는 과정으로 '보이지 않는 창'을 줄이고 '열린 창'을 넓힐 수 있다.

| 26 | 과목 | 성인간호학 | 난이도 | ●●○ | 정답 | ① |

① 시간당 소변량이 20ml로 매우 적고 신장 기능이 저하되어 있는 상태인 중등도 고칼륨혈증으로 보여진다. 인슐린은 포도당과 함께 투여되면 칼륨을 세포 내로 이동을 돕는다.
② 혈압 강하제로, 고칼륨혈증과 무관하다.
③ 오렌지 주스는 칼륨이 많이 함유되어 있어 고칼륨혈증 상태에서는 섭취를 피한다.
④ 칼륨 보존 이뇨제로 증상을 악화시킬 수 있다.
⑤ 칼륨 배설을 억제하여 증상을 악화시킬 수 있다.

| 27 | 과목 | 지역사회간호학 | 난이도 | ●●○ | 정답 | ① |

① 물에 용해되어 있는 산소의 양으로, 수치가 높을수록 물의 오염도가 낮고 수질이 양호하다.
② 대장균 수치가 높을수록 물이 병원성 미생물에 오염되었음을 의미한다.
③ 물 속의 유기물과 화학적 산화제 사이의 산화 반응에 필요한 산소량으로 COD가 높을수록 물의 오염도가 높다.
④ 미생물이 유기물을 분해하는 데 필요한 산소량으로 BOD가 높을수록 물의 오염도가 높다.
⑤ 물 속에 부유물질이 얼마나 포함되어 있는지 나타내는 수치로, 값이 높을수록 오염도가 높다.

| 28 | 과목 | 아동간호학 | 난이도 | ●●○ | 정답 | ② |

② 소아에서 발생하는 급성 열성 혈관염이지만 선천성에는 해당하지 않는다.
① 출생 후에도 동맥관이 닫히지 않고 남아있는 선천성 심장병이다.
③ 네 가지 심장 기형이 함께 나타나는 선천성 심장병이다.
④ 폐동맥판이 좁아져서 혈류의 흐름이 방해받는 선천성 심장병이다.
⑤ 좌심실과 우심실 중간 벽에 구멍이 난 질환으로, 선천성 심장병의 약 25%를 차지하는 가장 흔한 선천성 심장병이다.

| 29 | 과목 | 성인간호학 | 난이도 | ●●○ | 정답 | ④ |

④ 성인 기준 정상 Hb 수치는 12 ~ 17g/dL이다. Hb8g/dL은 심한 빈혈 상태로 위 점막을 보호하고 궤양 부위에 보호막을 형성하여 치유를 돕는 수크랄페이트가 적절하다.
①③⑤ 비스테로이드성 항염증제(NSAID)로 위장 출혈 및 궤양을 악화시킨다.
② 항염증제이자 혈소판 응집 억제제로 위장 출혈 및 궤양을 악화시킨다.

| 30 | 과목 | 간호관리학 | 난이도 | ●●○ | 정답 | ① |

② 권한위임은 명확한 지침과 규정을 바탕으로 성문화되는 것이 좋다.
③ 권한은 위임하되 최종적인 책임은 관리자가 갖는다.
④ 효율적인 업무 분담과 부하 직원의 능력 개발을 통해 목표 달성을 돕지만 더 높은 목표 달성을 보장하지 않는다.
⑤ 일정한 자율성을 부여하지만 범위와 한계가 정해져 있으며 상급자의 지도, 감독, 평가, 피드백이 필요하다.

| 31 | 과목 | 지역사회간호학 | 난이도 | ●●○ | 정답 | ④ |

④ 행동을 지속하게 하는 외부적 요인인 강화 요인에 해당한다. 사회적 지지, 보상, 피드백 등이 있다.
①②③⑤ 개인의 태도, 신념, 가치관, 지식, 자기효능감 등 행동 변화를 유도하는 내부적인 요인인 소인 요인에 해당한다.

| 32 | 과목 | 성인간호학 | 난이도 | ●●○ | 정답 | ③ |

③ 경첩관절에는 팔꿈치, 무릎, 손가락, 발가락이 있다. 무릎 관절은 대퇴골과 경골이 만나 이루는 경첩관절로 다리를 굽히고 펴는 동작을 한다.
① 두 방향으로 움직이며 회전은 제한되는 타원 관절이다.
②④ 운동 범위가 가장 넓고 자유로운 회전이 가능한 구상 관절이다.
⑤ 원판 모양의 관절머리와 이를 감싸고 있는 관절과 결합하여 마치 바퀴가 굴러가듯 회전할 수 있는 관절이다. 방향 운동만 가능하다.

| 33 | 과목 | 정신간호학 | 난이도 | ●●○ | 정답 | ② |

MAO 억제제는 우울증 치료에 사용되는 약물로 모노아민 산화효소를 억제하여 신경전달물질의 분해를 방지한다. MAO 억제제를 사용할 때는 특정 음식과 상호작용하여 고혈압 위기를 유발한다. 티라민이 많이 함유된 음식(숙성 치즈, 가공 육류, 발효 식품 등)을 섭취할 경우 심각한 고혈압을 일으킬 수 있으므로 고혈압 징후를 모니터링 해야 한다.

| 34 | 과목 | 기본간호학 | 난이도 | ●●○ | 정답 | ① |

② 특정 약물이나 용액을 장내에 일정 시간 동안 유지시켜 치료 효과를 얻기 위한 관장 방법이다.
③ 대변을 빠르게 배출시키기 위해 사용되는 관장 방법이다.
④ 조직을 수축시켜 지혈하기 위한 관장이다.
⑤ 경화된 대변을 부드럽게 만들어 배출을 용이하게 하는 관장이다.

| 35 | 과목 | 기본간호학 | 난이도 | ●●○ | 정답 | ③ |

올바른 사용 방법은 입으로 숨을 들이마시면서 약물 버튼을 누르는 것으로, 정량식 흡입기(Metered-Dose Inhaler, MDI)는 폐로 약물을 전달하기 위해 사용된다. 코로 숨을 들이마시는 것은 잘못된 사용 방법이다.

| 36 | 과목 | 간호관리학 | 난이도 | ●●○ | 정답 | ④ |

② 모든 환자를 동등하게 대우하고 의료 자원을 공정하게 분배하려는 원칙인 정의의 원칙을 위반한 것이다.
① 환자의 안녕과 이익을 최우선으로 고려하여 선한 행동을 하려는 원칙이다.
③ 환자의 자기결정권을 존중하고 환자의 선택과 결정을 지지하는 원칙이다.
④ 환자에게 해를 끼치지 않으려는 원칙이다.
⑤ 간호윤리원칙에 해당하지 않는다.

| 37 | 과목 | 기본간호학 | 난이도 | ●●○ | 정답 | ④ |

④ 우리나라에서 가장 흔한 요실금 유형은 복압성 요실금이다. 골반저근이나 요도 괄약근의 약화, 복압 상승 시 발생한다.
① 운동신경 장애로 인해, 갑작스러운 강한 요의 및 방광수축으로 발생하는 요실금이다.
② 신경전달 차단으로 소변이 차면 반사적으로 방광이 수축되어 발생하는 요실금이다.
③ 소변이 방광을 넘쳐 불수의적으로 발생하는 요실금이다.
⑤ 요관이나 방광의 구조적 이상으로 인해 소변이 저장되지 못하고 흘러나와 발생하는 요실금이다.

| 38 | 과목 | 기본간호학 | 난이도 | ●●○ | 정답 | ③ |

① 도뇨관은 천천히 제거한다.
② 배뇨를 하고 나서 도뇨를 시행한다.
④ 몸에서 힘을 빼게 한다.
⑤ 유치도뇨 시 절차이다.

| 39 | 과목 | 간호관리학 | 난이도 | ●●○ | 정답 | ③ |

① 세계의사회(WMA)가 1964년에 채택한 의학 연구의 윤리적 원칙을 명시한 문서이다.
② 인간 대상 연구의 윤리적 원칙과 지침을 제시한다.
④ 임상 연구를 수행하기 전에 연구 계획을 검토하고 승인하는 위원회이다.
⑤ 1948년 유엔에서 채택한 국제문서로, 모든 인간이 누려야 할 기본적 인권과 자유를 선언한다.

| 40 | 과목 | 정신간호학 | 난이도 | ●●○ | 정답 | ④ |

① 뇌의 전반적인 기능에 일시적 혼란이 발생하는 상태로 주의력 저하, 혼란스러운 사고, 환각이나 망상 등이 나타난다.
② 동일한 단어나 행동을 반복하는 상태로, 새로운 자극에 반응하지 못하고 이전의 반응을 반복하는 현상이다.
③ 말하거나 글을 쓸 때 핵심 주제에 도달하기까지 불필요하게 많은 세부사항을 언급하며 돌아가는 현상이다.
⑤ 타인의 말을 자기 의지나 의미 없이 그대로 따라하는 증상이다.

| 41 | 과목 | 아동간호학 | 난이도 | ●●○ | 정답 | ② |

호중구 감소증 상태에 있는 아동이다. G-CSF(Granulocyte Colony-Stimulating Factor)는 호중구 생성과 성숙을 촉진한다. 절대 호중구 수치(ANC)가 500 이하로 매우 낮은 아동에게 사용된다. G-CSF는 호중구 수치를 빠르게 증가시켜 감염의 위험을 낮춘다.

| 42 | 과목 | 아동간호학 | 난이도 | ●●○ | 정답 | ③ |

③ 태아의 심박수가 20분 동안 최소 2번, 15초 이상 동안, 최소 15회/분 상승하는 경우로 태아가 건강하다는 신호이다.
① 검사 결과가 명확하지 않아 추가 검사가 필요한 경우이다.
② 20분 동안 태아의 심박수 가속이 충분하지 않은 경우이다.
④ 검사가 제대로 수행되지 않았거나 결과를 명확히 평가할 수 없는 경우이다.
⑤ NST공식 판정분류는 반응성, 비반응성, 의심, 불만족이다.

**PLUS TIP 무자극성 태아 초음파(NST, Non-Stress Test)**
태아의 건강 상태를 평가하기 위해 사용되는 검사이다. NST 결과는 태아의 심박수 상승(가속)과 관련된 태아 움직임을 기반으로 평가된다.

| 43 | 과목 | 기본간호학 | 난이도 | ●●○ | 정답 | ④ |

동맥혈 가스 분석 결과 $O_2$ 수치가 84%는 저산소증에 해당한다. 혈액 내 산소 포화도가 낮아 신체 조직이 충분한 산소를 공급받지 못하는 상태로, 가장 먼저 산소를 공급해야 한다.

| 44 | 과목 | 성인간호학 | 난이도 | ●●○ | 정답 | ③ |

티라민(tyramine)은 자연적으로 발생하는 모노아민에 해당한다. 주요한 부작용으로는 티라민이 분해되지 않고 체내에 축적되면 혈관을 수축시키는 작용을 강화하여 급격한 혈압 상승을 유발하여 고혈압이 발생한다. 심계항진, 두통, 흉통, 불안감, 호흡 곤란, 발한, 구토 등의 증상이 나타난다.

| 45 | 과목 | 모성간호학 | 난이도 | ●●○ | 정답 | ③ |

① 회색 또는 흰색의 묽은 질 분비물이 특징이 나타나고 악취가 동반된다.
② 악취가 나는 노란색 또는 녹색의 거품 같은 질 분비물이 특징이다.
④ 무증상인 경우가 많지만 질 분비물, 배뇨 시 통증, 하복부 통증 등이 나타난다.
⑤ 자궁경관을 통해 세균이 침입하여 자궁 및 난관, 난소, 복강 내 염증을 일으키는 질환이다.

| 46 | 과목 | 정신간호학 | 난이도 | ●●○ | 정답 | ② |

① 타인에 대한 불신과 의심이 강한 성격장애이다.
③ 사회적 상황에서 부정적인 평가를 받을 것에 대한 두려움으로 인해 대인관계를 회피하는 성격장애이다.
④ 감정의 불안정, 충동성, 대인관계의 불안정성 등이 특징인 성격장애이다.
⑤ 자신을 과대평가하고 타인을 무시하며 과도한 찬사를 요구하는 성격장애이다.

| 47 | 과목 | 간호관리학 | 난이도 | ●●○ | 정답 | ④ |

고전적 관리이론은 테일러(Taylor)의 과학적 관리론, 베버(Weber)의 관료제론, 페이욜(Fayol)의 일반관리론이다.

| 48 | 과목 | 기본간호학 | 난이도 | ●●○ | 정답 | ③ |

혼합 조제 항암제를 재사용하는 것은 매우 위험하다. 감염 및 안전 문제를 야기할 수 있기 때문에 적절하지 않기 때문에 항암제는 반드시 폐기한다.

| 49 | 과목 | 성인간호학 | 난이도 | ●●○ | 정답 | ② |

기도 내에 압력이 증가하여 기도의 허탈을 방지한다.

| 50 | 과목 | 성인간호학 | 난이도 | ●●○ | 정답 | ② |

비위관 삽입 후 pH 측정, 복부 청진, X-ray 등으로 위치를 확인한다.

# 제 01 회 정답 및 해설

## 02　제01회 정답 및 해설

| 1 | 2 | 3 | 4 | 5 | 6 | 7 | 8 | 9 | 10 |
|---|---|---|---|---|---|---|---|---|---|
| ③ | ③ | ⑤ | ③ | ④ | ⑤ | ⑤ | ① | ⑤ | ③ |
| 11 | 12 | 13 | 14 | 15 | 16 | 17 | 18 | 19 | 20 |
| ③ | ③ | ① | ② | ⑤ | ③ | ⑤ | ② | ⑤ | ② |
| 21 | 22 | 23 | 24 | 25 | 26 | 27 | 28 | 29 | 30 |
| ② | ② | ⑤ | ⑤ | ② | ③ | ③ | ③ | ③ | ③ |
| 31 | 32 | 33 | 34 | 35 | 36 | 37 | 38 | 39 | 40 |
| ② | ⑤ | ④ | ② | ① | ④ | ④ | ③ | ③ | ⑤ |
| 41 | 42 | 43 | 44 | 45 | 46 | 47 | 48 | 49 | 50 |
| ① | ① | ④ | ④ | ① | ④ | ② | ⑤ | ⑤ | ④ |

**1**

| 과목 | 성인간호학 | 난이도 | ●○○ | 정답 | ③ |
|---|---|---|---|---|---|

③ 탈수, 체액의 산성화, 신장의 요산 결석 형성을 예방하기 위해 금기가 아니라면 하루 3L 이상의 충분한 수분 섭취를 권장한다.
① 알칼리성 소변에 요산이 잘 녹기 때문에 우유나 감귤 같은 알칼리성 식이를 권장한다.
② 소고기와 내장, 진한 고기국물과 같은 고퓨린 식이의 섭취를 제한한다. 정어리, 쇠고기, 새우, 말린 콩, 동물의 간과 허파, 뇌, 곱창, 곰국은 퓨린을 많이 함유하고 있다.
④ 저퓨린 식이로는 빵, 쌀, 우유, 계란, 치즈, 과일, 야채, 감자 등이 있다.
⑤ 알코올은 산증, 케톤증을 유발하고 신장에서 배설하는 능력이 감소되어 고요산혈증을 초래하므로 알코올 섭취를 금한다.

| | 회독 오답수 | | |
|---|---|---|---|
| | 1회독 | 2회독 | 3회독 |
| | 개 | 개 | 개 |

**2**

| 과목 | 기본간호학 | 난이도 | ●○○ | 정답 | ③ |

③ 폐종양 환자에게서 볼 수 있는 전형적인 임상적 증상으로는 기침, 객혈, 화농성 객담, 흉통, 호흡곤란, 천명음, 폐렴, 기관지염, 식욕 저하, 체중 감소, 발열, 악액질 등이 있다.
① 복명음은 복부 청진 소견으로 폐와는 관련이 없다.
② 주로 천식이나 만성 기관지염에서 나타나며, 폐종양의 전형적인 임상 증상으로 보기 어렵다.
④ 폐포에 액체나 분비물이 차 있을 때 나는 소리로, 폐렴이나 심부전 등에서 들리는 소리다.
⑤ 폐흡충 같은 기생충 감염에서 관찰되는 소견이다.

**3**

| 과목 | 기본간호학 | 난이도 | ●●○ | 정답 | ⑤ |

⑤ 호지킨 림프종의 대표적 임상 증상으로, 경부나 쇄골 상부 또는 액와부 림프절이 서서히 커지면서 통증은 없는 것이 특징이다. 이밖에도 발열이나 체중 감소, 야간발한, 소양감 등의 임상증상이 나타난다.
① 주로 대장질환에서 보이는 증상으로, 림프종과는 직접적인 관련이 없다.
② 전신 증상으로, 일부 호지킨 림프종 환자에게 나타날 수 있으나, 비특이적 증상에 해당한다.
③ 소화기계 질환에서 나타나는 증상으로 호지킨 림프종의 특징적 증상은 아니다.
④ 통증성 림프절 종대는 림프절염 등에서 나타난다.

**4**

| 과목 | 성인간호학 | 난이도 | ●●○ | 정답 | ③ |

③ 만성 기관지염과 폐기종 둘 다 악화될 시 폐환기 부족으로 인해 기좌호흡을 취할 수 있다.
① 폐기종의 증상 및 징후에 해당한다.
②④⑤ 만성 기관지염의 증상 및 징후에 해당한다.

**PLUS TIP 만성 기관지염과 폐기종 증상 및 징후**

| 구분 | 내용 |
|---|---|
| 만성 기관지염 | • 검사 시 $PaCO_2$ 상승, $PaO_2$ 저하<br>• 주로 아침에 가래가 섞인 기침<br>• 울혈, 점막 부종<br>• 악설음<br>• 저산소혈증으로 인한 청색증 |
| 폐기종 | • 호흡곤란을 동반한 저산소혈증<br>• 타진 시 과공명음이 들림<br>• 기도를 침범하지 않기 때문에 기침과 객담이 적음<br>• 경정맥 팽대<br>• 술통형 흉부 |

**5**

| 과목 | 성인간호학 | 난이도 | ●○○ | 정답 | ④ |

성인은 외이도가 전하방으로 굽어있기 때문에 후상방으로 귀를 잡고 검사한다.

**6**

| 과목 | 성인간호학 | 난이도 | ●●○ | 정답 | ⑤ |

⑤ 이완기 때 대동맥 판막이 완전히 닫히지 않아 대동맥에서 좌심실로 혈액이 역류하는데, 역류 혈류가 만들어 내는 역류성 잡음이 나타난다.
① 확장기 잡음 중 심실 충만 잡음이 나타난다.
② 수축기 박출 잡음이 들린다.
③ 고음의 수축기 잡음이 나타난다.
④ 흡기 시 흉골하부에서 증가하는 수축기 잡음이 들린다.

| 7 | 과목 | 성인간호학 | 난이도 | ●○○ | 정답 | ⑤ |

⑤ 틱 증상은 제5뇌신경(삼차신경)을 침범하는 삼차신경통의 증상이다.
①②③④ 진행정도에 따라 상행성, 운동성, 하행성으로 분류할 수 있는데, 상행성이 가장 흔한 형태로 허약과 감각이상이 하지부터 시작된다. 하행성은 점차 하지로 진행되며 얕은 호흡, 호흡곤란 등을 호소한다. 운동성은 감각문제가 없는 것을 제외하면 상행성과 동일한 증상이 나타난다.

| 8 | 과목 | 성인간호학 | 난이도 | ●●○ | 정답 | ① |

① 자신의 마비된 쪽을 인지하지 못하여 씻거나 옷을 입을 때 환측만 씻거나 입는 경우가 있기 때문에 양측 모두 씻도록 하고, 안정감이 높고 수월하게 입힐 수 있도록 마비가 있는 쪽부터 옷을 입힌다.
② 감각기능이 저하되기 때문에 시각이 완전한 쪽에서 접근하고 대상자에게 필요한 물건은 대상자의 시야 안에 두어야 한다. 대상자의 건강한 쪽이 방문 쪽을 향하도록 눕힌다.
③ 단계별로 한 번에 한 가지만 지시하고 또박또박 명료하게 천천히 말을 한다. 대상자가 이해하고 반응하는 데 시간이 걸리기 때문에 충분한 시간을 제공하고 반복해서 알려준다.
④ 브로카 영역의 손상이 있는 경우 말은 이해하지만 표현할 수 없기 때문에 그림판이나 카드를 제공한다.
⑤ 뇌졸중으로 다리가 이완되고 팔은 경직되기 때문에 이완된 발의 족하수를 예방하기 위해 발목이 높은 욕창 예방 신발을 신겨준다. 또한 자주 수동관절운동을 시행하고 점차 능동관절운동을 수행할 수 있도록 돕는다.

| 9 | 과목 | 성인간호학 | 난이도 | ●●○ | 정답 | ⑤ |

① 약물의 흡수를 최대화하기 위해 이른 아침 공복에 복용하고, 약물 복용 1시간 동안은 음식섭취를 제한한다. 갑상샘 호르몬의 흡수를 방해하기 때문에 제산제, 철분제, 무기질, 비타민은 Levothyroxine 복용 4시간 전후에 복용한다.
② 임신 시간 전체에 걸쳐 태아에게 위험하지 않은 약물로, 약물을 복용하고 있다면 중단하지 말고 의사와 상의하여 용량을 조절해야 한다.
③ 적은 용량으로 시작해 서서히 용량을 늘려 유지용량을 지속적으로 투여한다.
④ 같은 약을 지속적으로 복용할 경우에도 갑상샘 호르몬 기능검사를 통해 혈중 수치를 확인한다.

| 10 | 과목 | 성인간호학 | 난이도 | ●●○ | 정답 | ③ |

③ 경미한 출혈로 인한 분홍색 소변이나 요통, 배뇨 시 작열감이 있을 수 있음을 교육한다.
① 요도부종으로 인한 소변정체가 생길 수 있으므로 온수좌욕을 적용하고 근육이완제를 투여한다.
② 감염위험성 감소를 위해 수분을 충분히 섭취하도록 한다.
④ 검사 직후 일어서거나 혼자 걷지 않도록 한다.
⑤ 하복부 통증 시 하복부 마사지를 시행하고 필요시 진통제를 투여한다.

| 11 | 과목 | 성인간호학 | 난이도 | ●●○ | 정답 | ③ |

모르핀은 결장 경련의 원인이 되기 때문에 통증 관리는 Meperidine을 우선 선택한다. 경증 게실염에는 고섬유 식이를 권장하고, 배변완화제를 투여하여 변비를 예방하고 치료한다. 급성 게실염은 금식 또는 비위관을 사용하여 결장을 쉬게 하고, 통증과 염증, 체온이 감소할 때까지 수액과 항생제를 투여한다. 게실염 대상자에게서 출혈, 협착, 농양, 천공과 같은 합병증이 나타난다면 외과적 시술이 필요할 수도 있다.

| 12 | 과목 | 성인간호학 | 난이도 | ●○○ | 정답 | ③ |

① 도파민은 흥분성 물질로 인간의 쾌락에 중요한 역할을 한다. 과다 분비 시 조현병, 조증을 유발하며 감소할 시 우울증, 파킨슨 질환을 유발한다.
② 도파민과 아드레날린을 조절하며 감정을 다스리고 이성적 판단과 평정심을 유지하는 데 기여한다. 세로토닌이 증가하면 조현병 음성증상, 불안, 조증 등을 유발하고 감소하면 우울, 공격성, 자살 등을 유발한다.
④ 알레르기 반응에 관여하며 중추신경계에서의 역할은 아직 불명확하다.
⑤ 뇌의 전체 기능과 관련되어 감정, 주의, 각성상태와 관계되며, 기분조절, 집중력조절, 혈압조절 특히 불안, 각성 등 정신질환의 주요 증상을 일으키는 원인이다.

| 13 | 과목 | 모성간호학 | 난이도 | ●●○ | 정답 | ① |

IgA는 태반을 통과하지 못하고, 태아에 의해 만들어지지 않는다. IgA는 초유에 풍부하여 모유 수유 시 신생아에게 수동면역을 제공한다. IgM은 임신 1기말, 모체 혈액항원, 장내균, 바이러스에 반응하여 태아가 스스로 생산한다. IgG는 임신 3기 태반을 통과하는 유일한 면역글로불린으로 태아에게 수동면역을 제공한다.

| 14 | 과목 | 모성간호학 | 난이도 | ●○○ | 정답 | ② |

풍진은 감염 환자의 재채기에서 나오는 작은 점적을 통하여 전파되는 바이러스성 감염이다. 감염된 모체는 발진, 근육통 등이 나타나고 태아에게는 선천성 기형, 사망까지 초래한다. 풍진은 생백신이므로 생백신 접종 후 모체에 풍진 감염이 발생할 수 있기 때문에 임부가 예방접종을 받는 것은 금기이다.

| 15 | 과목 | 모성간호학 | 난이도 | ●●○ | 정답 | ⑤ |

보통 임신기간은 마지막 월경일(LMP)에서 280일이다. 분만예정일(EDC)는 네겔법칙에 따라 추정하는데, LMP 첫 날에 -3개월 +1년 +7일, -3개월 혹은 +9개월, +7일로 계산한다. 따라서 2025년 6월 23일 -3개월 = 2025년 3월 23일 + 1년 = 2026년 3월 23일 + 7일 = 2026년 3월 30일 또는 2026년 6월 23일 + 9개월 = 2026년 3월 23일 + 7일 = 2026년 3월 30일이 된다.

| 16 | 과목 | 모성간호학 | 난이도 | ●●○ | 정답 | ③ |

지문의 여성은 골반 염증성 질환에 감염되었다. 골반 염증성 질환의 주증상은 골반통, 부속기 압통, 자궁경부 운동성 압통, 하복부통증, 골반통, 39℃ 이상의 고열, 악취 나는 농성 분비물이다. 균배양 검사 후 적절한 항생제 치료를 하고 수분 섭취를 격려하며 통증 관리 및 휴식, 침상안정을 격려한다. 통증 완화와 치유를 촉진하기 위해 좌욕을 권장하고 반좌위를 취해 분비물 배설을 촉진한다.

| 17 | 과목 | 모성간호학 | 난이도 | ●●○ | 정답 | ⑤ |

⑤ 에스트로겐의 감소로 여성의 비뇨생식기계는 위축되어 질상피가 얇아지고 질의 윤활성, 탄력성은 감소한다. 또한 질의 pH는 증가하여 위축성 질염을 유발할 수 있다.
① 자율신경계 불안정으로 혈관의 수축과 이완장애가 발생하고 열감, 야간발한, 수족냉증, 무딘 감각 등의 증상이 나타난다.
② 갱년기 여성은 에스트로겐이 감소하여 총콜레스테롤과 저밀도 지질단백질의 혈중농도가 높고, 고밀도 지질단백질의 혈중농도가 낮아 관상동맥질환이나 동맥경화증, 고혈압의 발생위험이 높아진다.
③ 에스트로겐은 골형성을 돕고 골흡수를 방해하여 골성장과 골밀도를 증가시킨다. 갱년기 여성은 에스트로겐이 감소하여 골밀도가 낮고 이는 골다공증의 발생률을 증가시킨다.
④ 에스트로겐이 부족하면 진피와 표피가 얇아지고 피부의 교원질 양이 감소한다.

| 18 | 과목 | 모성간호학 | 난이도 | ●●○ | 정답 | ② |

② 덱사메타손은 폐의 계면활성제 분비 유도로 태아의 폐 성숙을 도와 호흡곤란을 완화한다.
① 유토파는 리토드린으로 β 교감신경항진제이며 자궁수축력을 감소시킨다.
③ NSAID계열 약물로 자궁수축에 작용하는 프로스타글란딘의 생성을 억제한다.
④ 자궁 수축을 증가시키는 작용을 한다.
⑤ 임신성 고혈압에 사용되는 약물이다.

| 19 | 과목 | 아동간호학 | 난이도 | ●○○ | 정답 | ⑤ |

Apgar Score는 신생아의 피부색, 심박동수, 호흡 노력, 근긴장도, 자극 5가지 항목에 대한 반응을 평가한다.

| 20 | 과목 | 아동간호학 | 난이도 | ●○○ | 정답 | ② |

① 9 ~ 10개월경 대상영속성이 발달하여 아동은 감춰진 물건을 적극적으로 찾을 수 있다.
③ 가구를 잡고 일어서는 시기는 10 ~ 11개월경으로 생후 6 ~ 7개월경 바닥에 배를 붙이고 기는 행동인 배밀이, 8 ~ 9개월경 바닥에서 배를 떼고 손과 무릎으로 기는 것이 가능하다. 12개월경에는 한 손만 잡고 걸을 수 있다.
④ 6개월경 손바닥을 이용하여 물건을 잡을 수 있고 7개월에는 한 손에서 다른 손으로 물건을 옮겨 쥘 수 있다. 생후 8 ~ 9개월에 엄지와 집게손가락으로 집기는 미숙하지만 10 ~ 11개월경에는 정교해져 건네주기도 가능하다.
⑤ 12개월경 2개의 블록으로 탑 쌓기를 시도하지만 실패하는데, 15개월경에는 2개의 블록 쌓기가 가능하다.

| 21 | 과목 | 아동간호학 | 난이도 | ●●○ | 정답 | ② |

① 다른 아동이 노는 장난감과는 다른 장난감을 이용하여 혼자 논다(1개월 ~ 1세).
③ 조직의 상호 목표나 약속은 없지만 다 같이 놀며 비슷하거나 동일한 행위를 한다(3 ~ 6세).
④ 단체 내 조직적으로 이루어지는 놀이로 목표 달성을 위한 업무 분담과 각자의 역할을 수행한다(6 ~ 12세).
⑤ 다른 아동이 하는 것을 구경하고 놀이에 직접 참여하지는 않는다(출생 ~ 1개월).

| 22 | 과목 | 아동간호학 | 난이도 | ●●○ | 정답 | ② |

② 중증도 탈수 시 구강 재수화 용액을 먹이고 구강섭취가 어렵거나 구토·의식 저하·심한 탈수일 경우 비경구적 수액을 공급한다.
① 6회 이상 설사를 하거나 박테리아성 설사 시 금식을 하지만, 그렇지 않은 경우에는 금식이나 모유수유를 중단할 필요가 없다.
③④ 장폐색이 아니므로 비위관을 삽입하지 않아도 되고 혈액검사 후 대사성 산증일 때 알칼리증을 이를 교정한다.
⑤ 대변검사를 시행하고 원인균이 나올 때까지 선제격리를 시행한다.

| 23 | 과목 | 아동간호학 | 난이도 | ●○○ | 정답 | ⑤ |

탈수 예방을 위해 적절한 수분 보충이 필요하다. 광선요법으로 빌리루빈이 파괴되면서 Coper Porphyrin이 정체되어 아기의 피부, 소변, 혈청색이 회색빛으로 변하는 청동색 아기 증후군이 발생할 수 있다. 이 현상은 담즙정체가 있거나 직접 빌리루빈이 고농도로 상승한 경우 발생하며 광선요법을 중단한 경우에 없어지므로 부모에게 광선요법 중단 후 사라짐을 설명한다.

| 24 | 과목 | 아동간호학 | 난이도 | ●○○ | 정답 | ⑤ |

⑤ DTaP 1차는 생후 2개월, 2차는 생후 4개월, 3차는 생후 6개월에 접종하며, 생후 15 ~ 18개월 4차 추가접종, 4 ~ 6세에 5차 추가 접종한다.
① BCG는 생후 4주 이내 접종한다.
② A형 간염은 12개월 이후부터 1차 접종을 시작한다.
③ MMR 1차는 생후 12 ~ 15개월, 2차는 4 ~ 6세 추가 접종한다.
④ 일본뇌염은 생백신과 사백신 모두 12 ~ 24개월에 1차 접종을 시작한다.

| 25 | 과목 | 지역사회간호학 | 난이도 | ●○○ | 정답 | ② |

인구통계는 인구에 관한 여러 통계로 출생, 사망, 유입, 유출 등 4개 요인의 영향을 받는다.

| 26 | 과목 | 지역사회간호학 | 난이도 | ●○○ | 정답 | ③ |

① 유기용제 중독 유발
②④ 중금속 중독 유발
⑤ 직업성 암 유발

| 27 | 과목 | 지역사회간호학 | 난이도 | ●○○ | 정답 | ③ |

③ 인구변동에 관한 통계자료로 법적으로 의무보고되는 공적 통계이다. 2차 자료 수집단계에서 사용된다.
①②④⑤ 1차 자료수집(직접자료수집)

**PLUS TIP 자료수집방법**

㉠ 1차 자료수집(직접자료수집)
- 간호사가 직접적으로 관찰하고, 보고, 듣고, 환경에서 나는 냄새를 직접 맡음으로써 얻어지는 자료를 말한다.
- 간호사는 가족이 구두로 제공한 정보뿐만 아니라 관찰내용도 주의 깊게 기록한다.
- 지역시찰, 정보원 면담, 설문조사, 참여관찰 등

㉡ 2차 자료수집(간접자료수집)
- 지역시찰, 정보원 면담
- 설문조사, 참여관찰
- 가족에 관련된 중요한 타인, 보건 및 사회기관의 직원, 가족의 주치의, 성직자, 건강기록지 등 다양한 자료원으로부터 가족에 관한 정보를 얻을 수 있다.
- 자료를 이용하고자 할 때는 가족의 구두 또는 서면 동의를 받는 것이 필요한데, 이는 간호사가 가족의 비밀을 지킬 의무이며 치료적인 관계에서 신뢰감을 증진하는 방법이다.
- 2차적인 자료는 정확하게 대상자가 지각한 내용이기보다는 제3자가 가족을 보는 지각정도를 나타낸다.
- 인구학적 자료, 생정 통계자료, 공공기관 보고서, 연구논문 자료 등

| 28 | 과목 | 지역사회간호학 | 난이도 | ●○○ | 정답 | ③ |

수립된 목표를 달성하기 위한 간호활동에서 조정, 감시, 감독의 활동이 요구된다.

**PLUS TIP 간호수행 활동**

㉠ 조정: 간호사업 목적에 도달하기 위해 요원들 간 업무분담을 한다.
㉡ 감시: 사업 목적 달성을 위한 진행 정도를 확인하고 업무활동의 표준을 유지한다.
㉢ 감독: 정기적으로 지역사회를 방문하여 목표 진행 정도를 평가하고, 업무 수행 수준 관찰, 문제점과 개선점 토의 등 필요시 조언을 수행하는 활동을 한다.

| 29 | 과목 | 지역사회간호학 | 난이도 | ●○○ | 정답 | ③ |

③ 일반 건강진단은 정기적인 건강상태를 파악하며, 유해인자 노출 업무 신규 인사배치 때 실시하는 것은 배치 전 건강진단으로 기초 건강자료 확보 및 적성을 평가한다.
① 비사무직 근로자는 1년에 1회, 사무직 근로자는 2년에 1회 건강진단을 실시한다.
② 일반 건강진단은 만성질환, 성인병 등 일반질환을 조기에 발견하고 예방하기 위한 목적으로 실시한다.
④ 일반 건강진단의 목적 자체가 근로자의 건강상태를 주기적으로 확인하기 위함이다.
⑤ 사업주의 의무로, 주기적으로 실시하여 근로자의 건강을 관리하도록 한다.

| 30 | 과목 | 지역사회간호학 | 난이도 | ●●○ | 정답 | ③ |

③ 유병률은 이환 기간 동안 발생한 비율이므로 이환 기간이 짧다면 유병률과 발생률이 거의 같다.
① 만성 질환의 이환 기간이 길어 유병률이 발생률보다 높다.
② 발생률은 질병에 걸릴 확률을 추정한다.
④ 질병 발생 원인을 규명하는 데 발생률이 효과적이다.
⑤ 일정 기간의 인구 중 존재하는 환자의 비율은 유병률이다.

| 31 | 과목 | 정신간호학 | 난이도 | ●○○ | 정답 | ② |

① 현재 상태를 무시하는 것으로 불쾌한 현실에서 도피하고자 할 때 나타난다.
③ 내적 요구에 맞춰 외부 현실을 변형시키는 것으로 망상적 우월감 등이 있다.
④ 정서적 갈등이나 스트레스 요인을 피하고자 개인의 성격이나 정체감을 일시적으로 변경하는 것이다.
⑤ 용납될 수 없는 감정, 사고, 행동에 대한 이유나 변명으로 개인의 행동을 정당화하는 것이다.

| 32 | 과목 | 정신간호학 | 난이도 | ●●○ | 정답 | ⑤ |

조현병 증상
㉠ 음성증상 : 일반인에게 있는 사고, 감정, 행동이 존재하지 않거나 경미하다. 무쾌감증, 무의욕증, 집중결여, 감정의 둔마 등이 있다.
㉡ 양성증상 : 일반인에게 없거나 경미한 정도의 사고, 감정, 행동이 존재한다. 지리멸렬, 비논리적 사고, 우회증, 환각, 망상, 와해된 언어와 행동, 음연상증, 이상행동, 정동 불일치 등이 있다.

| 33 | 과목 | 정신간호학 | 난이도 | ●○○ | 정답 | ④ |

④ 대상자는 조현병의 양성증상 중 하나인 음연상 증상을 보이고 있다. 음연상은 사고과정 장애 중 하나로, 와해된 언어의 일부이다. 음향이 비슷한 단어들을 논리적 관련 없이 반복하는 것이다. 선지에 나오는 "안녕, 안경, 안구, 안정"은 모두 '안'으로 시작하는 두 음절 단어로 음향이 비슷하며, 인사말과 논리적 연관성이 없다.
① 말이 서로 섞여 지리멸렬하게 되는 현상으로, 사고과정이 일관되지 않고 뒤죽박죽이다. 사고과정의 장애로 분류된다.
② 같은 말을 무의미하게 반복하는 증상으로, 와해된 언어표현의 일부로 본다. 사고과정 장애보다는 운동-언어상동증에 가깝다.
③ 타인의 말을 메아리처럼 따라하는 것으로, 언어표현장애에 해당한다.
⑤ 전혀 관련 없는 주제로 생각이 튀어, 말이 끊기듯 이어지는 현상으로 사고과정 장애 중 하나이다.

| 34 | 과목 | 정신간호학 | 난이도 | ●●○ | 정답 | ② |

리튬 독성은 염분 수준이 낮아지거나 흡수가 중단되었을 때 발생한다. 적정량의 염분 섭취가 리튬 독성을 예방하므로 매일 일정량의 염분 섭취가 필요하다.

| 35 | 과목 | 정신간호학 | 난이도 | ●●○ | 정답 | ① |

① 인지행동 치료는 왜곡된 사고를 재평가하고 수정하여 상황에 대처하는 현실적이고 적응적인 방법을 학습하여 증상을 경감시키는 정신치료 방법 중 하나이다. 명확한 치료 목표를 세우고 단기·구조화된 방식으로 진행한다. 정해진 시간 안에 목표 달성을 추구한다.
② 치료자와 대상자는 협조적 치료적 관계를 유지해야 하나 친밀할 필요는 없다.
③ 부적응 행동의 원인이 아닌 행동 자체에 관심을 갖는다.
④ 목표 지향적인 치료 방법으로 "지금 - 여기"를 강조한다.
⑤ 관찰할 수 있는 구체적 행동에 대하여 현실적으로 성취 가능한 목표를 설정한다.

| 36 | 과목 | 정신간호학 | 난이도 | ●●○ | 정답 | ④ |

④ 편집성 인격 장애는 다른 사람에 대한 근거 없는 불신과 의심, 다른 사람이 자신을 부당하게 이용하고 속일 것이라고 추측하는 것이 주요 특징이다. 그렇기 때문에 화를 잘 내고 경계하며 적대적이다. 방어적이며 고지식하고 유머감각이 없는 것 역시 편집성 인격 장애의 특징이다.
① 소극적으로 적대감을 표현하는 유형으로, 간접적인 저항이나 불만을 은근슬쩍 드러낸다.
② 감정기복이 크고 충동적이며, 지속적 의심보다는 극단적인 감정 변화나 관계의 불안정이 주로 나타난다.
③ 자신의 이익을 위해 타인을 조종하거나 법을 어기는 등 타인의 권리를 무시하고 반복적으로 위법이고 공격적인 행동을 보인다.
⑤ 의심이나 경계보다는 과장된 감정 표현, 관심 받고 싶어 하는 태도 등이 나타난다.

| 37 | 과목 | 간호관리학 | 난이도 | ●○○ | 정답 | ④ |

④ 자원의 낭비를 줄이고 생산성을 극대화하는 것이 효율성의 핵심목표다.
①②③⑤ 효과성에 대한 설명이다.

| 38 | 과목 | 간호관리학 | 난이도 | ●○○ | 정답 | ③ |

개념적 기술은 조직을 전체로서 보고 각 부분이 서로 어떻게 존재관계를 유지하고 있는가를 통찰할 수 있는 능력을 말한다. 최고관리자일수록 조직 전체에 영향을 미치게 되는 포괄적이고 장기적인 의사결정에 임할 가능성이 높기 때문에 상위수준일수록 중요시되는 개념적 기술이 요구된다.

**PLUS TIP** Katz의 관리기술

㉠ 개념적 기술 : 조직 전체를 보는 능력으로, 문제를 분석하고 새로운 개념·정책을 세우는 능력이 필요하다. 최고관리자에게 요구된다.
㉡ 인간적 기술 : 사람들과 어울리며 협력하고 갈등을 조정하는 능력으로, 모든 관리자에게 필요하나 특히 중간관리자에게 더욱 요구된다.
㉢ 전문적 기술 : 특정 분야의 지식·기술, 실무 처리능력이다. 일선(현장) 관리자에게 요구된다.

| 39 | 과목 | 간호관리학 | 난이도 | ●●○ | 정답 | ③ |

① 한 명의 간호사가 한 명의 환자를 돌보는 것으로 중환자, 격리된 환자 간호 시 활용한다.
② 보조 인력을 활용하며 팀장의 지휘 하에서 그룹 활동을 통해 간호를 제공하는 방법이다.
④ 환자가 입원해서 퇴원할 때까지 간호를 계획하고 수행, 평가하는 것이다.
⑤ 일차 간호 방법과 팀 간호 방법을 결합한 것이다.

| 40 | 과목 | 간호관리학 | 난이도 | ●●○ | 정답 | ⑤ |

총체적 질 관리의 참여자는 과정에 관련되는 모든 사람으로 전체 직원이 참여할 수도 있다.

**PLUS TIP 질 보장(QA) 및 총체적 질 관리(TQM)**

㉠ 질 보장(QA)
- 환자 간호의 질 향상 및 문제의 발견과 해결이 목표이다.
- 대상은 전문 의료인과 환자이며, 임상진료과별로 수직적인 검토를 시행하고 표준에 미달하는 사람들을 교육하며 결과를 중시한다.
- 지속적으로 표준에서 벗어난 활동이 있는지 감시한다.

㉡ 총체적 질 관리(TQM)
- 환자 및 다른 대상자를 위한 모든 서비스의 질 향상, 문제가 확인되지 않아도 지속적인 질 향상을 추구한다.
- 대상은 전문 의료인과 환자 및 대상 조직 등 모든 사람에 해당된다.
- 모든 진행과정과 대상자를 수평적으로 초점을 두고 검토하며 과정과 결과를 중시한다.
- 지속적으로 표준에서 벗어난 활동을 감시하고 표준의 향상을 추구한다.

| 41 | 과목 | 간호관리학 | 난이도 | ●●○ | 정답 | ① |

① 구성원의 성숙도는 능력과 동기로 구분한다. 구성원의 능력이 부족하지만 동기나 자신감을 갖고 있는 단계일 때 효과적인 리더십 유형은 설득형(Selling)으로 높은 과업지향과 관계지향을 가진 것이 특징이다.
② 구성원의 능력이 부족할 때 과업 중심으로 지시·감독을 강화하는 유형이다.
③ 동기는 있지만 기술이 부족할 때 의사결정에 참여시키며 지지와 지원을 해주는 유형이다.
④ 능력과 의욕이 모두 충분할 때 자율성을 주고 권한을 위임하는 유형이다.
⑤ 기술은 충분하나 동기가 부족할 때 과업을 강조하고 감독·통제를 강화하는 유형이다.

**PLUS TIP 상황모형**

상황모형은 조직이 처한 상황에 따라 특정 리더십 유형의 효과성과 효용성이 달라진다는 관점의 리더십이론인 상황이론의 일부로, 허쉬와 블랜차드(Hersey&Blanchard)에 의하여 고안되었다. 구성원의 성숙도 여하에 따라 리더십 유형을 달리 할 경우 리더 행위의 효과가 증가한다는 이론이다.

| 42 | 과목 | 간호관리학 | 난이도 | ●●○ | 정답 | ① |

생명윤리의 기본 원칙에 대한 질문이다. 생명윤리의 원칙에는 자율성 존중의 원칙, 악행금지의 원칙, 선행의 원칙, 정의의 원칙이 포함된다.

> **PLUS TIP** 자율성 존중의 원칙과 선행의 원칙
>
> ⊙ 자율성 존중의 원칙
> - 환자 스스로 자신의 생각을 가지고 선택을 하며 개인적 가치와 신념을 가지고 행동할 권리를 말한다.
> - 사전동의(Informed Consent) : 환자가 시행될 치료와 처치에 자발적으로 동의하고 협조할 수 있도록 치료에 관련된 모든 정보를 제공하도록 하는 법적이고 윤리적인 조건. 자의적 동의 능력이 없는 환자의 경우 대리인을 통하여 자율성을 보장한다.
> ⓒ 선행의 원칙
> - 타인을 돕기 위하여 적극적으로 선을 실천하여야 할 의무. 보다 적극적인 선을 의미한다.
> - 선의의 간섭주의(온정적 간섭주의) : 환자의 자율성 존중의 원칙과 의료인의 선행의 원칙이 갈등을 일으킬 때 환자의 자율성이나 자유가 희생될 수 있다. 이를 정당화하기 위해서는 선의 행위를 당장 행하지 않을 경우 대상자에게 해가 있을 것이 분명하며 대상자가 선택할 수 있는 상황이라면 승낙했을 것이라는 추측이 가능해야 한다.

| 43 | 과목 | 기본관리학 | 난이도 | ●●○ | 정답 | ④ |

기관절개관이 갑자기 빠진 경우, 지혈겸자 또는 확장기를 사용하여 기관지공을 열려있는 상태로 유지하는 것이 가장 우선적으로 이루어야 하는 간호이다. 흡인이나 AMBU – bag을 통한 산소공급 등은 기관 내 삽관을 확보하고 유지된 후 이루어져야 한다.

| 44 | 과목 | 기본간호학 | 난이도 | ●●○ | 정답 | ④ |

④ 감염 예방을 위해 주입용 튜브를 24시간마다 교환해야 한다.
① 빨리 투여될 경우 삼투성이뇨, 탈수가 일어나므로 철저한 관리가 필요하다.
② TPN 용액을 다른 약물, 혈액과 같은 관으로 투여하면 세균 감염의 위험이 있으므로 금기한다.
③ 투여 중단 시 용량을 서서히 감량해서 중단하여야 합병증 발생의 위험이 줄어든다.
⑤ 인슐린 분비가 TPN에 의해 증가한 혈당을 조절하기에 무리가 있을 수 있으므로 혈당 조절에 신경을 써야 한다.

| 45 | 과목 | 기본간호학 | 난이도 | ●●○ | 정답 | ① |

② 감마선이 투과력이 매우 강하여 제품을 완전 포장한 상태로 멸균이 가능하고, 유해성분이 남지 않는 장점이 있다.
③ 아포를 포함한 모든 미생물을 파괴하고 열에 약한 제품을 멸균할 때 사용한다. 고압증기멸균보다 비용이 많이 소요된다.
④ 건열멸균기를 사용하여 160 ~ 170℃의 열에서 1 ~ 2시간 정도 멸균하는 방법이다.
⑤ 58%의 과산화수소를 가스화하여 50℃ 이하에서 40 ~ 70분 정도 멸균하는 것이다.

| 46 | 과목 | 기본간호학 | 난이도 | ●●○ | 정답 | ④ |

복부검진은 '시진 → 청진 → 타진 → 촉진' 순으로 한다. 청진에 앞서 타진 혹은 촉진을 하면 장음의 빈도에 변화를 가져올 수 있으므로 타진 혹은 촉진 시행 전에 반드시 청진을 먼저 해야 한다.

| 47 | 과목 | 기본간호학 | 난이도 | ●○○ | 정답 | ② |

팔이 심장보다 낮을 때 혈압이 높게 측정된다.

**PLUS TIP 혈압 측정 오류**

㉠ 혈압이 높게 측정되는 경우: 커프가 너무 좁거나 느슨할 때, 밸브를 너무 천천히 풀 때, 활동 직후, 수은 기둥이 눈높이보다 높을 때, 팔이 심장보다 아래에 있을 때
㉡ 혈압이 낮게 측정되는 경우: 너무 넓은 커프를 사용했을 때, 팔을 심장보다 높게 했을 때, 수은 기둥이 눈높이보다 낮을 때, 밸브를 너무 빨리 풀 때, 충분한 공기를 주입하지 않았을 때

| 48 | 과목 | 기본간호학 | 난이도 | ●○○ | 정답 | ⑤ |

수혈 부작용은 용혈 반응, 발열 반응, 알레르기 반응이 있다. 이 중 알레르기 반응은 두드러기, 천식, 관절통, 전신 가려움, 기관지 경련을 특징으로 한다. 소양증만 있다면 천천히 수혈을 진행해도 되지만 반응이 심할 경우 수혈을 중지하고 의사에게 보고하여야 한다. 이후 아나필락시스가 일어나지 않는지 관찰하며 항히스타민제를 투여해야 한다.

| 49 | 과목 | 기본간호학 | 난이도 | ●●○ | 정답 | ⑤ |

① 소량의 출혈이라도 출혈증후를 즉각 보고하도록 교육해야 한다.
② 격렬한 신체활동 및 운동, 출혈 발생 가능한 시술은 제한해야 한다.
③ 피부에 90°로 주사한다.
④ 주사 후 마사지는 혈종을 형성할 수 있어 금한다.

| 50 | 과목 | 기본간호학 | 난이도 | ●○○ | 정답 | ④ |

④ 오한기는 시상하부에서 지정온도가 높게 설정되어 설정된 지정온도에 도달할 때까지 열을 생산하고 보존하는 시기이다. 이 시기에는 체온이 상승하고 오한, 떨림, 추위를 경험하며 피부는 소름이 돋고 창백하며 건조하고 차갑다. 보온을 위해 여분의 담요나 이불을 덮어주고 탈수를 예방하기 위해 수분 섭취를 증가시킨다. 에너지 요구량을 최소화 하기위해 활동을 최소화하고 활력징후를 자주 측정하며 심장이나 호흡기 질환이 있는 경우 산소를 공급한다.
①② 발열기 간호중재에 해당한다.
③ 에너지 요구량을 최소화하기 위해 활동을 제한하고 휴식과 안정을 취하도록 한다.
⑤ 발열 시 조직의 대사와 파괴가 증가하므로 수분과 균형 잡힌 영양섭취가 중요하다.

# 제 02 회 정답 및 해설

## 03 제02회 정답 및 해설

| 1 | 2 | 3 | 4 | 5 | 6 | 7 | 8 | 9 | 10 |
|---|---|---|---|---|---|---|---|---|---|
| ③ | ② | ④ | ③ | ② | ⑤ | ④ | ① | ② | ④ |
| 11 | 12 | 13 | 14 | 15 | 16 | 17 | 18 | 19 | 20 |
| ② | ③ | ① | ② | ① | ② | ⑤ | ① | ④ | ③ |
| 21 | 22 | 23 | 24 | 25 | 26 | 27 | 28 | 29 | 30 |
| ④ | ① | ① | ② | ③ | ④ | ① | ⑤ | ⑤ | ② |
| 31 | 32 | 33 | 34 | 35 | 36 | 37 | 38 | 39 | 40 |
| ② | ③ | ② | ⑤ | ③ | ① | ③ | ④ | ④ | ④ |
| 41 | 42 | 43 | 44 | 45 | 46 | 47 | 48 | 49 | 50 |
| ③ | ① | ① | ① | ⑤ | ④ | ④ | ② | ⑤ | ③ |

**1**

| 과목 | 성인간호학 | 난이도 | ●○○ | 정답 | ③ |

적절한 예방 백신은 현재 존재하지 않으며, 항생제는 중증인 경우나 집단시설 등에서 집단 치료가 필요한 경우 사용한다.

**2**

| 과목 | 성인간호학 | 난이도 | ●●○ | 정답 | ② |

① 늑막압 증가
③ 환측 흉부운동 저하
④ 심장정맥혈류량 감소
⑤ 손상 받지 않은 폐의 환기량 감소

| | | | | | | |
|---|---|---|---|---|---|---|
| **3** | 과목 | 성인간호학 | 난이도 | ●●○ | 정답 | ④ |

①② 출혈 예방을 위해 도뇨관 삽입이나 관장, 직장체온 측정 등을 하지 않는다.
③ 멸균된 음식을 섭취하도록 한다.
⑤ 감염 예방을 위해 식물을 곁에 두지 않는다.

| | | | | | | |
|---|---|---|---|---|---|---|
| **4** | 과목 | 성인간호학 | 난이도 | ●○○ | 정답 | ③ |

위절제술 비위관은 수술 후 연동운동 감소로 인해 가스와 체액이 축적되어 생기는 압력을 완화하기 위해 삽입하며, 위 내용물을 제거하고 봉합선의 압력을 감소하여 위문부 경련을 감소시킨다. 장운동이 정상적으로 회복될 때 제거한다.

| | | | | | | |
|---|---|---|---|---|---|---|
| **5** | 과목 | 성인간호학 | 난이도 | ●●○ | 정답 | ② |

당뇨병 환자의 진단 기준은 당화혈색소가 6.5% 이상, 공복혈장농도가 126mg/dl 이상, 경구당부하검사상 2시간째 포도당농도가 200mg/dl 이상, 혈장 포도당 농도가 200mg/dl 이상, 식후 혈당 180mg/dl 이상이므로 이런 경우 간호중재가 필요하다.

| | | | | | | |
|---|---|---|---|---|---|---|
| **6** | 과목 | 성인간호학 | 난이도 | ●○○ | 정답 | ⑤ |

⑤ 심근섬유가 지나치게 늘어나, 수축력이 저하되고 울혈성 심부전을 유발한다.
① 심박출량이 감소한다.
② 심박출량 감소로 혈액이 폐정맥 쪽에 몰려 폐울혈이 발생한다.
③ 심박출량 감소로 인해 대동맥압도 감소한다.
④ 정맥압 상승으로 인해 경정맥이 확장된다.

**7** | 과목 | 성인간호학 | 난이도 | ●●○ | 정답 | ④ |

TNM Staging

| 구분 | | 내용 |
|---|---|---|
| 종양의 크기(T) | TX | 종양이 측정되지 않음 |
| | T0 | 원발성 종양의 증거 없음 |
| | TIS | 상피내암 |
| | T1 | 원발 장기 내에 병변이 있음 |
| | T2 | 국소적인 병변 |
| | T3 | 진행된 병변, 원발 장기부위에 제한 |
| | T4 | 진행된 병변, 주변 장기 내로 전이 |
| 국소림프결절(N) | NX | 국소림프결절 알 수 없음 |
| | N0 | 림프절에 병변이 없음 |
| | N1 | 1 ~ 2개까지 림프절 전이가 있음 |
| | N2 | 3 ~ 6개까지 림프절 전이가 있음 |
| | N3 | 7개 이상의 림프절 전이가 있음 |
| 전이(M) | MX | 전이를 알 수 없음 |
| | M0 | 전이가 없음 |
| | M1 ~ M3 | 전이의 증거가 있으며, 림프절을 포함한 숙주 침투력이 상승함 |

**8** | 과목 | 성인간호학 | 난이도 | ●○○ | 정답 | ④ |

비타민 B6(pyridoxine)은 간에서 levodopa의 전환을 증가시키고 뇌의 도파민 전환을 감소시켜 levodopa의 효과를 감소시킨다. 따라서 비타민 B6가 함유된 음식이나 보충제의 섭취를 제한한다.

**9** | 과목 | 성인간호학 | 난이도 | ●●○ | 정답 | ② |

② ADH가 결핍일 경우 신장 세뇨관의 수분 재흡수가 감소하며 과량의 희석된 소변이 배출된다. 따라서 적절한 수분공급이 필요하며 바소프레신을 투여하여 소변을 조절하도록 한다.
①③④⑤ 항이뇨 호르몬 부적절 증후군에 대한 간호중재이다.

| 10 | 과목 | 성인간호학 | 난이도 | ●○○ | 정답 | ④ |

① 생검 후 복압 상승, 출혈 예방을 위해 기침을 금기한다.
② 생검 후 2,500 ~ 3,000mL의 수분 섭취를 권장한다.
③⑤ 생검 후 4시간 동안 앙와위를 유지하고 24시간 침상안정을 취한다.

**PLUS TIP 경피적 신장 생검**
㉠ 피부를 통해 신장으로 생검 침을 삽입한다.
㉡ 검사 중에는 베개나 모래주머니를 이용하여 배 밑에 대고 복위를 취한다.
㉢ 검사 후 침 삽입 부위는 모래주머니를 사용하고 멸균 압박 드레싱 한다.
㉣ 활력징후를 자주 측정한다.
㉤ 응고형성과 소변정체 예방을 위해 수분 섭취를 격려한다.

| 11 | 과목 | 성인간호학 | 난이도 | ●○○ | 정답 | ② |

외전 상태를 유지하기 위해 다리 사이에 베개를 두고 자야 한다.

| 12 | 과목 | 성인간호학 | 난이도 | ●○○ | 정답 | ③ |

①④ 전립샘의 비대와 결절 조직이 증가한다.
② 배뇨시작이 지연되고 요속이 감소한다.
⑤ 배뇨감을 자주 느낀다.

| 13 | 과목 | 모성간호학 | 난이도 | ●○○ | 정답 | ① |

②③⑤ 완경기 여성의 신체변화에 대한 설명으로 월경곤란증과는 관련 없다.
④ 자궁협부 긴장도가 증가하여 월경 혈의 유출이 원활하지 않아 월경통이 발생한다.

**PLUS TIP 원발성 월경 곤란증**
골반의 기질적 병변이 없음에도 불구하고 월경통을 호소하며 오심, 구토, 설사를 동반하기도 한다. 초경 시작 1년 이내 발생하며 원인은 프로스타글란딘의 과도한 합성으로 자궁수축 촉진, 자궁협부 긴장도 증가, 자궁내막 동맥 경련이다.

| 14 | 과목 | 모성간호학 | 난이도 | ●○○ | 정답 | ② |

① 자궁경부개대 0 ~ 3cm, 선진부 하강 정도는 0이고 자궁수축은 부드럽거나 보통, 간격은 불규칙하며, 5 ~ 30분 간격으로 30 ~ 45초이다.
③ 자궁경부개대는 8 ~ 10cm으로 선진부 하강정도는 +1 ~ +3까지 다양하다. 자궁수축은 매우 강하고 규칙적이며, 2 ~ 3분 간격으로 45 ~ 90초 있다. 혈성의 이슬이 다량 있다. 고통이 극심하여 통제가 어렵고 과호흡으로 메스꺼움, 입주의 창백함을 보이며 항문의 압박감으로 배변을 원한다.
④ 태아만출 후 ~ 태반 및 태아부속물 만출 단계다.
⑤ 태아만출 후 약 1 ~ 4시간이며, 임신 전 상태로 회복하는 심리·생리적 변화가 있는 중요한 시기다.

| 15 | 과목 | 모성간호학 | 난이도 | ●○○ | 정답 | ① |

② 자궁 내 삽입하는 T자형의 기구로 정자의 이동을 방해하고 착상을 방해한다. 장기간 피임가능하고 제거 즉시 임신이 가능하나 이 여성은 골반염증성 질환의 과거력이 있으므로 적절하지 않다.
③ 에스트로겐과 프로게스테론의 분비를 조절하여 배란을 방해한다. 심혈관질환은 경구피임제의 금기에 해당하므로 적절하지 않다.
④ 난관을 절단하거나 결찰하는 외과적 시술로 영구적이므로 1년 후 임신을 원하는 여성에게는 적절하지 않다.
⑤ 부작용이 적고 간편하나 이 여성은 월경주기가 불규칙하므로 피임실패율이 높다.

| 16 | 과목 | 모성간호학 | 난이도 | ●●○ | 정답 | ② |

뇌하수체전엽에서 난포자극호르몬(FSH)과 황체형성호르몬(LH)의 분비를 자극하고 분비된 FSH는 원시난포의 성장, 성숙을 자극하여 성숙난포에서 에스트로겐을 분비한다. LH의 작용으로 난포는 배란 후 황체가 되어 황체에서 프로게스테론을 분비한다. 프로락틴은 젖샘자극호르몬으로 임신 5주부터 분비 시작, 임신 말기에 가장 많이 분비되며 에스트로겐과 프로게스테론의 작용으로 유즙분비를 촉진한다. 옥시토신은 분만하는 동안 자궁을 수축시켜 태아의 배출을 돕고 수유기에는 젖을 사출시킨다. 단백호르몬인 융모성선자극호르몬은 임신을 유지시키기 위해 에스트로겐과 프로게스테론이 분비되도록 하고 난소에서 황체의 기능을 유지시킨다.

| 17 | 과목 | 모성간호학 | 난이도 | ●○○ | 정답 | ⑤ |

여성건강간호란 여성의 전 생애를 통틀어 총체적인 인간으로서 여성과 가족의 건강유지, 건강증진, 질병예방을 탐구하는 학문으로 가족중심접근, 여성중심접근 방법으로 여성의 건강문제를 해결한다. 여성건강간호의 여성중심접근 방법은 여성을 능동적이고 독립적인 인간으로 인식하여 여성이 여성의 건강문제를 자각하고 스스로의 힘과 판단력으로 자가간호(Self Care)할 수 있는 능력을 갖추도록 돕는 것이다. 여성건강간호의 가족중심접근방법은 여성 개인의 신체적 안녕을 증진하는 것뿐만 아니라 가족 전체의 건강을 도모하는 것이다.

## 18

| 과목 | 모성간호학 | 난이도 | ●○○ | 정답 | ① |

분만기전은 '진입 → 하강 → 굴곡 → 내회전 → 신전 → 외회전 → 만출' 단계로 이뤄진다.

> **PLUS TIP** 분만기전의 단계
>
> ㉠ 진입 : 골반입구를 아두의 대횡경선이 통과한 것을 의미한다.
> ㉡ 하강 : 골반출구를 향해 선진부가 내려가는 과정을 의미한다.
> ㉢ 굴곡 : 하강이 진행되며 아두의 턱이 가슴 쪽으로 붙어 소사경선으로 통과하는 것을 의미한다.
> ㉣ 내회전 : 후두가 전방으로 45° 회전하여 치골결합 직하연에 있는 것을 의미한다. 아두의 시상봉합이 골반의 전후경선에 일치하도록 회전이 일어난다.
> ㉤ 신전 : 아두가 고개를 든 상태로 회음부에서 만출되는 것을 의미한다. 아두가 짧은 경선으로 만출하기 위해 신전이 일어난다.
> ㉥ 외회전 : 태아의 어깨가 골반 출구 전후경선에 일치해 치골결합 직하연에 있는 것을 의미한다.
> ㉦ 만출 : 치골결합 직하연에서 전방 견갑이 나오고 후방견갑이 나온 후 태아가 완전히 만출되면 분만 2기가 끝난다.

## 19

| 과목 | 아동간호학 | 난이도 | ●○○ | 정답 | ④ |

④ 대변가리기는 소변가리기보다 규칙적이고 예측 가능하여 보통 더 일찍 완수된다.
① 아동기 배변훈련은 중요한 과업 중 하나로 항문과 요도 괄약근의 수의적 조절이 가능한 18 ~ 24개월경 이루어진다.
② 양육자의 엄격하고 강압적인 태도는 아동의 배변훈련에 안 좋은 영향을 미치고 퇴행이 일어날 수 있다.
③ 배변훈련을 할 적절한 시기가 정해진 것은 아니고 아동이 신체적, 정신적 준비가 되면 시작해야 한다. 배변훈련을 시작한 아동에게는 아동용 변기를 제공하고 배변 후 물에 씻겨 내려가는 배설물을 관찰하도록 하는 것이 좋다.
⑤ 성공적인 배변훈련은 칭찬하고 쉽게 벗을 수 있는 옷이나 팬티를 입힌다.

## 20

| 과목 | 아동간호학 | 난이도 | ●○○ | 정답 | ③ |

출생 후 폐 확장 시 흡입 산소는 폐혈관을 확장시키고, 폐혈관 저항이 감소하여 폐혈류가 증가한다. 폐혈류 증가 시 우심방, 우심실, 폐동맥 압력이 낮아지고 이와 동시에 제대 결찰로 제대정맥으로 가는 혈액 공급이 중단되어 체순환 혈관 저항이 증가함으로써 좌심방, 좌심실의 압력이 증가한다. 이로 인해 출생 시 또는 출생 직후 난원공이 폐쇄된다.

| 21 | 과목 | 아동간호학 | 난이도 | ●●○ | 정답 | ④ |

코와 입의 분비물로 청색증이 심해지는 신생아에게 가장 먼저 해야 하는 간호중재는 기도개방 유지다. 흡인기를 이용하여 코와 입의 분비물을 제거해 주는 것이 가장 먼저 이루어져야 한다.

| 22 | 과목 | 아동간호학 | 난이도 | ●●○ | 정답 | ① |

① 영아나 유아의 경우 진정 또는 마취하에 심도자술을 진행한다. 따라서 진정 후 진정 이전 상태로 회복하는지, 활력징후, 산소포화도, 의식상태를 사정한다. 시술 후 출혈 예방을 위해 시술 부위를 압박한 채로 4~6시간 침상안정을 유지하도록 한다. 시술 후 일상생활에는 제한이 없지만 며칠간 과격한 운동을 삼가도록 한다.
② 시술부위 아래 말초 맥박의 대칭성, 동일성을 확인한다.
③ 시술 후 완전히 깨어나면 물부터 점진적으로 식사를 진행한다.
④ 시술한 사지의 냉감, 창백함, 청색증은 혈관폐쇄를 의미함으로 주의 깊게 사정한다.
⑤ 시술부위의 드레싱 상태를 주기적으로 확인하여 출혈이나 혈종 발생 유무를 관찰한다. 시술부위 드레싱은 시술 다음 날 제거한다.

| 23 | 과목 | 아동간호학 | 난이도 | ●○○ | 정답 | ① |

① 1인 구조자의 경우 가슴압박과 인공호흡의 비율은 30:2 이지만 소아의 경우 2인 구조자일 때 가슴압박과 인공호흡을 15:2로 시행한다.
② 맥박 확인은 10초 이내로 하며 성인의 경우 경동맥, 소아의 경우 경동맥, 대퇴동맥을 촉지하고, 영아의 경우 상완동맥을 촉지 한다.
③ 소아에게 제세동기 사용 시 권장되는 에너지 용량은 첫 번째 2J/kg, 두 번째 4J/kg이다.
④ 가슴압박 시 분당 100~120회의 속도로 하여 압박 후 심장이 충분히 이완될 수 있도록 해야 한다.
⑤ 소아 가슴압박 시 한 손 또는 두 손의 손바닥 밑부분을 이용해 가슴뼈 아래 1/2부위를 압박해야 한다. 영아의 가슴압박 시 손가락 두 개를 이용하여 압박하거나 양손으로 영아를 감싼 후 양손 엄지손가락 유두선 바로 아래를 압박한다.

| 24 | 과목 | 아동간호학 | 난이도 | ●●○ | 정답 | ② |

② 아스피린은 천식을 유발하는 원인이 될 수 있다.
① 크로몰린 나트륨은 비스테로이드성 항염증제로 기도 내 염증을 가라앉힌다.
③ 에피네프린은 기관지 천식 발작을 완화한다.
④ 코르티코 스테로이드는 항염증제제이다.
⑤ 알부테롤은 기도 근육을 이완시키고 기관지를 확장시킨다.

| 25 | 과목 | 지역사회간호학 | 난이도 | ●○○ | 정답 | ③ |

① 많은 사람에게 영향을 미치는 질환을 발견할 수 있어야 한다.
② 간단한 방법으로 검진 방법이 어렵지 않아야 한다.
④ 검진도구의 민감성과 특이성이 높아야 한다.
⑤ 발견된 질병은 치료할 수 있어야 한다.

| 26 | 과목 | 지역사회간호학 | 난이도 | ●●○ | 정답 | ④ |

① 후진국형으로 출생률과 사망률이 모두 높은 인구 정지기이다.
② 경제 개발 초기 단계 국가로 사망률은 낮은데 출생률은 높은 인구 증가 단계이다.
③ 경제발전국가 단계로 사망률은 거의 없으며 출생률도 감소하여 인구 성장이 둔화되는 단계이다.
⑤ 출생률이 사망률보다 낮은 인구 감소 단계이다.

| 27 | 과목 | 지역사회간호학 | 난이도 | ●○○ | 정답 | ① |

국민의 최저 생활을 보장하고 자립을 지원하는 제도는 사회보장제도이다.

**PLUS TIP 의료보장제도**

㉠ 국민건강보험: 일상생활의 우연한 질병, 부상 등으로 인해 일시에 국민이 과중한 경제적 부담을 지게 되는 경우 그 부담을 경감 시켜 주는 제도이다. 평소에 보험료를 내면 기금화하였다가 사고가 발생할 경우 보험급여를 해줌으로써 국민 상호 간 위험을 분담하고 의료서비스를 제공하는 제도이다. 법률에 의해 강제 가입, 납부 될 수 있으며, 부담능력에 따라 차등 부담 된다. 적용 대상은 의료 급여 대상자를 제외한 국민(직장가입자, 지역가입자)이다.

㉡ 공공부조: 국가 및 지방자치단체의 책임하에 생활 유지 능력이 없거나 생활이 어려운 국민의 최저 생활을 보장하고 자립을 지원하는 제도이다. 소득 및 의료를 보장해 주는 제도로 기초생활 보장, 의료 급여를 지원해준다.

| 28 | 과목 | 지역사회간호학 | 난이도 | ●○○ | 정답 | ⑤ |

노년기에는 은퇴, 사회적 지위 및 경제적 능력의 감소에 대한 대처가 필요하다.

| 29 | 과목 | 지역사회간호학 | 난이도 | ●○○ | 정답 | ⑤ |

① 대상자의 행동이 올바르게 변하도록 조력하는 역할을 한다.
② 대상자 스스로가 자신을 돌볼 수 있도록 교육하는 역할을 한다.
③ 대상자 스스로가 문제를 해결하도록 도와주는 역할을 한다.
④ 다른 건강요원들과 의사소통하며 상호 동반적인 관계에서 업무에 협력하는 역할을 한다.

| 30 | 과목 | 지역사회간호학 | 난이도 | ●●○ | 정답 | ② |

① 실물은 소수에게 적합하여 지역사회 교육에는 어려움이 있다.
③ 융 판은 섬세한 설명이 불가능하므로 유치원이나 초등학교 저학년을 대상으로 사용하는 것이 좋다.
④ 인쇄물은 제작이 쉽고 용이하나 학습자의 흥미를 유발하기가 어렵다.
⑤ 슬라이드 환등기는 주의 집중이 잘 안 되고 졸릴 수 있다.

| 31 | 과목 | 정신간호학 | 난이도 | ●●○ | 정답 | ② |

정신건강간호의 개념적 모형 중 Caplan의 사회적 모형에 대한 설명이다. 사회적 모형에서 치료자는 전문가, 비전문가 모두 될 수 있고 사회 자원, 체계를 이용하여 문제를 해결하고 위기를 중재한다. 환자는 치료자에게 문제를 표현하고 치료자와 함께 사회자원을 이용하여 해결한다. 사회적 모형은 지역사회 정신건강운동의 기반이 되었으며 국가와 사회의 노력을 강조한다.

| 32 | 과목 | 정신간호학 | 난이도 | ●○○ | 정답 | ③ |

③ NREM 4단계에서 몽유병, 야뇨증이 발현한다.
① 깨기 어려운 수면 단계는 NREM 4단계로 가장 깊은 수면을 하는 단계이다.
② REM단계에서는 생리 현상이 증가하여 혈압, 맥박, 호흡이 증가한다.
④ 가벼운 수면 상태로 전체 수면의 50%를 차지한다.
⑤ REM단계에서 뇌파활동이 활발하며 80%는 꿈을 꾼다.

| 33 | 과목 | 정신간호학 | 난이도 | ●○○ | 정답 | ② |

② 환각은 외부의 자극이 없는데도 실제처럼 지각하는 현상으로 사례에서 나타나는 대상자의 증상은 환청에 해당한다.
① 자폐적 사고
③ 강박사고
④ 보속증
⑤ 착각


| 34 | 과목 | 정신간호학 | 난이도 | ●○○ | 정답 | ⑤ |

치료적 환경에서는 치료 과정에 대상자와 가족이 직접 참여하고 병동 내 의사결정에 대상자가 참여하여 민주적으로 의사결정을 한다.


| 35 | 과목 | 정신간호학 | 난이도 | ●●○ | 정답 | ③ |

③ 대상자에 대한 비지시적, 수용적 태도로 감정을 표현할 수 있도록 격려하고 현실감각 능력을 사정하여 현실감을 제공한다. 피해망상을 대상자는 폭력적이고 공격적인 행동할 수 있으므로 대상자와 타인을 보호해야 한다.
① 망상의 정당성에 대해 직접적인 도전을 하지 않고, 상황에 대한 다른 해석을 고려해 보도록 요청한다.
② 논리적으로 설득하거나 비평하지 않는다.
④ 망상 자체 내용보다는 망상의 의미, 대상자의 감정에 초점을 두어 질문한다.
⑤ 신체적 접촉은 자기중심적 사고로 오해가 생길 수 있으므로 유의해야 한다.


| 36 | 과목 | 정신간호학 | 난이도 | ●●○ | 정답 | ① |

② 대상자의 경험을 반영한 것이 아닌 간호사의 경험을 반영한 것이므로 비치료적이다.
③ 대상자가 취해야할 행동에 대해 충고하는 것은 간호사가 대상자를 통제하는 것처럼 느껴지게 한다.
④ 일시적인 안심은 대상자의 고통스러운 감정으로부터 간호사 자신을 보호하기 위한 것이므로 비치료적이다.
⑤ 간호사의 생각에 초점을 맞춘 표현이므로 비치료적이다.


| 37 | 과목 | 간호관리학 | 난이도 | ●○○ | 정답 | ③ |

간호행위를 시행한 직후에 간호기록을 실시한다.

| 38 | 과목 | 간호관리학 | 난이도 | ●○○ | 정답 | ④ |

④ 간호사가 결과 발생을 예견할 수 있으면서도 의무를 다하지 않음으로써 환자의 건강 또는 생명에 해를 입히는 것을 말한다.
① 환자가 간호 행위를 받기 전에 충분한 설명을 들을 권리를 말한다.
② 직무상 알게 된 환자에 관한 정보를 공개하지 않을 의무를 말한다.
③ 간호학생, 보조 인력이 간호보조행위를 시행 할 경우 그에 대한 확인의 의무를 말한다.
⑤ 의료인이 진료 요구를 받을 때 정당한 이유 없이 거부하지 못하는 것을 말한다.

| 39 | 과목 | 간호관리학 | 난이도 | ●●○ | 정답 | ④ |

④ 혼효과는 비호의적 인상이 다른 분야 평가 시에도 반영되어 피평가자의 실제 능력보다 낮게 평가되는 것을 말한다.
① 피평가자의 호의적 인상이 다른 분야를 평가할 때 영향을 미치는 것을 말한다.
② 피평가자에 대해 충분히 알지 못해 중간점수를 제시하는 것이다.
③ 평가 시 가능한 좋은 평가를 하려는 경향을 말한다.
⑤ 피평가자의 학력이나 근속연수, 연령 등 연공에 의해 발생하는 오류이다.

| 40 | 과목 | 간호관리학 | 난이도 | ●○○ | 정답 | ④ |

프로젝트 조직은 특정 프로젝트를 수행하기 위하여 여러 부서에서 전문적인 능력을 가진 사람들을 차출하여 구성된 임시조직이다.

| 41 | 과목 | 간호관리학 | 난이도 | ●●○ | 정답 | ③ |

①②④⑤ 외부모집의 장점이다.

**PLUS TIP** 내부모집 및 외부 모집

㉠ 내부모집
- 고과 기록을 통해 적합한 인재를 적재적소에 배치할 수 있으며, 직원의 능력을 최대한 활용할 수 있다.
- 직원들의 사기를 향상 및 동기 유발이 가능하며 간편하고 비용을 절감할 수 있다.
- 조직 구성원의 기능을 자세히 분석할 수 있는 계기가 된다.
- 예비교육이 필요 없으며 이직률이 낮다.

㉡ 외부모집
- 모집 범위가 넓어 유능한 인재 영입이 가능하다.
- 경력자를 영입할 시 인력 개발 비용이 절감되며, 새로운 정보와 지식 도입으로 조직에 활력을 줄 수 있다.
- 조직 홍보 효과가 있으며 조직 발전에 큰 기회가 될 수 있다.

**42**

| 과목 | 간호관리학 | 난이도 | ●○○ | 정답 | ① |

윤리적인 장기이식을 위해서는 의학적 필요성(시급의 정도), 의학적 예후(조직적합성, 연령, 합병증 유무 등), 장기요청의 선착 순위 등이 결정 요인으로 고려된다. 장기이식을 목적으로 안락사를 고려하진 않는다.

> **PLUS TIP** 장기이식 순서 기준
>
> 대한의사협회 윤리지침에 따르면 장기이식 순서 기준은 받아야 하는 절박성, 장기 기능회복의 정도, 삶의 질 개선 정도 등에 관한 의학적 판단을 우선하여 장기 등 이식에 관한 법률이 정하는 바에 따라 그 장기 이식 순서를 결정해야 한다.

**43**

| 과목 | 간호관리학 | 난이도 | ●●○ | 정답 | ① |

① 공기 방울이 올라오는 것은 비위관이 호흡기 내 위치하는 것을 의미한다.
② 구토 예방을 위해 좌위를 취한다.
③ 고개를 약간 앞으로 숙여야 식도가 넓어지면서 삽입이 용이하다.
④ 입으로 숨을 쉬면서 삼키도록 교육한다.
⑤ 코에서 귓불을 지나 검상돌기까지 길이를 측정한다.

**44**

| 과목 | 기본간호학 | 난이도 | ●○○ | 정답 | ① |

유치도뇨관을 시행하는 상황에 해당한다.

> **PLUS TIP** 유치도뇨관 목적
>
> ㉠ 방광세척을 하거나 방광 내로 약물을 주입하기 위해
> ㉡ 소변이 유출되는 것을 막기 위해
> ㉢ 하복부수술 시 방광의 팽창을 막기 위해
> ㉣ 혈괴로 인한 요도폐쇄를 예방하기 위해

**45**

| 과목 | 기본간호학 | 난이도 | ●●○ | 정답 | ⑤ |

부분의치는 수술 중 빠질 수가 있으므로 부분의치도 제거해야 한다.

| 46 | 과목 | 기본간호학 | 난이도 | ●○○ | 정답 | ④ |

① 운반차에 이송 시 안전을 위해 적용하는 것은 벨트 억제대이다.
② 피부 질환이 있는 경우 긁는 행위를 방지하기 위해 적용하는 것은 장갑 억제대이다.
③ 신체에 삽입되어 있는 기구나 드레싱을 보호하기 위한 것은 장갑 억제대 및 사지 억제대이다.
⑤ 휠체어에 앉아있는 동안 억제해야 하는 경우에는 자켓 억제대를 사용한다.

| 47 | 과목 | 기본간호학 | 난이도 | ●○○ | 정답 | ④ |

뼈가 돌출된 부위에 체중 경감을 위해 베개를 사용해야 하나, 도넛베개는 국소 압력을 증가시키므로 사용해서는 안 된다.

**PLUS TIP** 욕창 간호

㉠ 2시간마다 체위 변경
㉡ 뼈 돌출 부위 체중 경감을 위해 베개 사용
㉢ 뼈 돌출 부위의 마사지는 금함
㉣ 실금 및 상처의 습기로부터 피부를 보호
㉤ 에어 매트리스를 적용하여 신체부위 압박 완화
㉥ 고단백 식이 공급

| 48 | 과목 | 기본간호학 | 난이도 | ●○○ | 정답 | ② |

㉣ 부정 → ㉤ 분노 → ㉡ 협상 → ㉢ 우울 → ㉠ 수용

**PLUS TIP** 죽음 수용의 5단계

㉠ 부정 : 현실을 믿지 못하고 다른 병원을 찾아다닌다.
㉡ 분노 : 자신에게 일어난 일을 모든 대상에게 분노한다.
㉢ 협상 : 죽음을 미루고 타협을 하려고 한다.
㉣ 우울 : 죽음을 부정하지 않고 상실감과 우울감에 빠진다.
㉤ 수용 : 죽음을 수용하고 마지막을 준비한다.

| 49 | 과목 | 기본간호학 | 난이도 | ●○○ | 정답 | ⑤ |

⑤ O는 객관적 자료로, 객관적인 자료는 관찰과 측정이 가능한 자료를 의미한다.
②③⑤ SOAPIE 형식 중 'A'(사정)에 해당한다.
④ SOAPIE 형식 중 'I'(수행)에 해당한다.

**PLUS TIP** 문제 중심 기록 SOAPIE

㉠ 주관적 자료(Subjective data)
㉡ 객관적 자료(Objective data)
㉢ 사정(Assessment)
㉣ 계획(Planning)
㉤ 수행(Implementation)
㉥ 평가(Evaluation)

| 50 | 과목 | 기본간호학 | 난이도 | ●○○ | 정답 | ③ |

③ 등척성 운동은 근육의 길이는 단축되지 않으면서 근육의 긴장은 증가하는 운동이다. 환자의 근육 강도와 정맥의 귀환을 유지하기 위해 실시한다.
① 저항에 대항하여 근육이 수축과 긴장을 하는 저항운동이다.
② 근육의 길이가 감소 또는 증가하는 근육 활동이 있는 운동이다.
④ 운동 제공자가 관절 가동범위 운동을 실시한다. 관절 운동의 유연성을 유지되나 근육 수축이나 근육 강도는 유지되지 않는다.
⑤ 대상자 스스로 근육의 강도를 유지하는 운동이다.

# 제 03 회 정답 및 해설

## 04　제03회 정답 및 해설

| 1 | 2 | 3 | 4 | 5 | 6 | 7 | 8 | 9 | 10 |
|---|---|---|---|---|---|---|---|---|---|
| ② | ② | ③ | ③ | ④ | ⑤ | ① | ① | ④ | ④ |
| 11 | 12 | 13 | 14 | 15 | 16 | 17 | 18 | 19 | 20 |
| ③ | ③ | ① | ③ | ① | ④ | ② | ④ | ④ | ① |
| 21 | 22 | 23 | 24 | 25 | 26 | 27 | 28 | 29 | 30 |
| ② | ④ | ⑤ | ④ | ② | ③ | ⑤ | ② | ③ | ② |
| 31 | 32 | 33 | 34 | 35 | 36 | 37 | 38 | 39 | 40 |
| ① | ② | ④ | ③ | ③ | ⑤ | ① | ③ | ② | ① |
| 41 | 42 | 43 | 44 | 45 | 46 | 47 | 48 | 49 | 50 |
| ④ | ⑤ | ② | ① | ② | ⑤ | ④ | ④ | ⑤ | ⑤ |

**1**

| 과목 | 성인간호학 | 난이도 | ●○○ | 정답 | ② |

② 고칼슘혈증은 피로감, 전신 근육허약, 반사 감소, 뼈의 통증, 골다공증, 병리적 골절을 초래한다.
① 강축증, 코, 귀, 손가락, 발가락 무감각, 얼얼함을 호소한다.
③ 심부건 반사 감소나 소실, 전신 허약감, 다리경련, 마비성 장폐색이 나타난다.
④ 지각이상, 경련, 통증, 위장관 산통, 설사 증상이 나타난다.
⑤ 불안정, 근긴장도 증가, 심부건반사 항진, 섬망, 경련, 혀와 입의 건조가 나타난다.

**2**

| 과목 | 성인간호학 | 난이도 | ●○○ | 정답 | ② |

① 기관지 확장제를 투여한다.
③ 차고 건조한 공기에서 천식발작이 호발한다.
④ 과도한 대화를 자제한다.
⑤ 호흡양상과 가스교환 개선을 위해 반좌위를 취해준다.

| | 회독 오답수 | | |
|---|---|---|---|
| | 1회독 | 2회독 | 3회독 |
| | 개 | 개 | 개 |

**3**

| 과목 | 성인간호학 | 난이도 | ●●○ | 정답 | ③ |

③ 주위 정상조직과 다른 형태를 띠며 주위 조직에 침윤하며 성장한다.
①②④⑤ 양성 종양의 특징

**4**

| 과목 | 성인간호학 | 난이도 | ●○○ | 정답 | ③ |

①④ 치열의 원인
②⑤ 항문 – 직장 농양의 원인

**PLUS TIP** 치질의 원인

㉠ 복부내압, 항문의 정맥압 상승
㉡ 변비, 설사, 울혈성 심부전, 비만, 임신, 문맥성 고혈압, 오래 서있는 직업 등

**5**

| 과목 | 성인간호학 | 난이도 | ●●○ | 정답 | ④ |

원발성 고혈압의 위험 요인에는 연령 증가, 알코올, 흡연, 당뇨, 혈청지질 상승, 과도한 염분 섭취, 가족력, 비만, 좌식 생활, 스트레스 등이 있다.

| 6 | 과목 | 성인간호학 | 난이도 | ●○○ | 정답 | ⑤ |

나트륨과 수분의 배출로 혈압을 감소시킨다.

> **PLUS TIP** 본태성 고혈압(일차성 고혈압)
> ㉠ 중년기, 노년기, 고체중, 스트레스, 가족력, 흡연, 알코올, 고염분 식이로 질병을 초래한다.
> ㉡ 대부분 증상이 없다.
> ㉢ 질병 진행 시 현기증, 흉통, 두통, 흐릿한 시야, 비 출혈 등이 발생한다.
> ㉣ 3개월 이상의 지속적인 생활습관 수정으로 변화가 없을 시 약물요법을 시행한다.
> ㉤ 이뇨제를 사용하여 세뇨관에서의 나트륨 재흡수를 억제한다.
> ㉥ 수분과 나트륨 배설로 인한 순환혈류량 감소로 혈압 하강 효과를 나타낸다.

| 7 | 과목 | 성인간호학 | 난이도 | ●○○ | 정답 | ① |

심박출량(CO)은 1회 심박동량(SV) × 심박동수(HR)로, 1회 심박동량(SV)은 전부하, 후부하, 심근수축력의 영향을 받는다. 따라서 심박출량(CO)에는 전부하, 후부하, 심근수축력, 심박동수(HR)의 영향이 미친다.

| 8 | 과목 | 성인간호학 | 난이도 | ●○○ | 정답 | ① |

① t - PA 혈전용해제로, 급성허혈성 뇌경색에 사용한다. 발병 3시간 이내 투여 시 효과가 있다.
② 항염증제
③ 항응고제
④ 항정신병약물
⑤ 진정제

## 9

| 과목 | 성인간호학 | 난이도 | ●○○ | 정답 | ④ |

①②⑤ 수액을 공급하고 Corticosteroid를 투여한다.
③ 스트레스 환경 대처능력이 떨어지므로 활동량 증가보다 휴식을 취하는 것이 중요하다.

**PLUS TIP 부신피질 기능 저하증**

㉠ 에디슨 위기(Addison Crisis)
  • 부신피질 기능이 저하 시 나타나는 질병
  • 면역억제, 당신생 저하, 카테콜라민 작용 소실, 빈맥, 탈모, 불안, 우울, 탈수 체온감소 등의 증상이 나타난다.
㉡ 정기적으로 활력징후, 섭취량, 배설량, 체중을 측정한다.
㉢ 휴식을 취하며 스트레스 환경 노출을 감소시키고 감염 노출을 예방한다.
㉣ 수액공급을 하고 Corticosteroid를 투여한다.

## 10

| 과목 | 성인간호학 | 난이도 | ●●○ | 정답 | ④ |

① 통 목욕보다 샤워를 권장한다.
② 하루 3L 이상 충분한 수분을 공급한다.
③ 신 손상으로 인한 고혈압을 조절한다.
⑤ 증상이 완화되어도 추후관리가 필요하기 때문에 적절한 항생제가 투여되어야 한다.

## 11

| 과목 | 성인간호학 | 난이도 | ●●○ | 정답 | ③ |

③ 안지오텐신 전환효소 억제제(ACE inhibitor)는 혈관을 이완시키는 작용을 하는 약물로 저혈압이 발생할 수 있다.
① 혈전용해제가 아니므로 출혈 징후와는 무관하다.
② 소변량이 증가하며 부종과는 무관하다.
④ 신장기능이 저하되어 고칼륨혈증이 발생할 수 있다.
⑤ 혈관을 이완시키는 약물이므로 심계항진과는 관계가 없다.

| 12 | 과목 | 성인간호학 | 난이도 | ●●○ | 정답 | ③ |

③ 〈보기〉는 대사성 산증 환자의 검사 결과이다. 대사성 산증은 동맥혈가스분석검사(ABGA) 결과상 pH가 감소하고, $HCO_3^-$ 수치가 정상보다 감소하는 소견을 보인다. 대사성 산증의 주된 증상으로는 과일 냄새가 나는 빠르고 깊은 호흡인 쿠스말 호흡(kussmaul respiration)이 있다.

①②④⑤ 대사성 산증은 호흡기, 소화기, 근골격계 등에서 비특이적 증상이 나타나며, 예시로 두통, 메스꺼움, 설사, 관절통, 혼수 등의 증상이 있다.

> **PLUS TIP** 동맥혈가스분석(ABGA) 정상범위
> ㉠ pH : 7.35 ~ 7.45
> ㉡ $paCO_2$ : 80 ~ 100mmHg
> ㉢ $paO_2$ : 35 ~ 45mmHg
> ㉣ $HCO_3^-$ : 22 ~ 26mEq/L

| 13 | 과목 | 모성간호학 | 난이도 | ●●○ | 정답 | ① |

인유두종바이러스(HPV)는 첨형콘딜로마(생식기사마귀)로 자궁경부암의 일차적 원인이다.

| 14 | 과목 | 모성간호학 | 난이도 | ●○○ | 정답 | ③ |

자궁 외 임신으로 인한 출혈은 맹낭에 고여 맹낭 팽만감을 유발하게 된다. 맹난천자로 자궁외 임신 파열시 응고되지 않은 혈액을 확인할 수 있다. 이때 맹낭천자 부위는 후질원개이다.

| 15 | 과목 | 모성간호학 | 난이도 | ●○○ | 정답 | ① |

자궁근종은 에스트로겐에 의존하여 근종이 성장한다. 완경 후 에스트로겐 분비 저하로 근종 크기가 감소하여 증상이 사라지기도 한다. 하복부 덩어리 촉지가 촉지되며 압박감과 골반통 증상이 나타난다. 월경주기에 영향을 미치며 월경통, 긴 월경 기간, 과다 월경과 빈혈이 초래된다.

| 16 | 과목 | 모성간호학 | 난이도 | ●○○ | 정답 | ④ |

④ 에스트로겐이 결핍되어 골형성을 억제하고 골흡수를 촉진해 골 소실이 가속화된다.
① 50세 전후에 자연적으로 월경이 끝나는 것을 생리적 완경, 40세 이전에 완경이 끝나는 것을 조기 완경이라고 한다.
② 완경기 증상 중 가장 먼저 나타나는 증상은 안면 홍조이다.
③ 완경이 되면 뇌하수체의 난포자극 호르몬(FSH)은 증가하고, 황체화 호르몬(LH)은 저하된다.
⑤ 질 내부의 pH가 산성에서 알카리성으로 증가한다.

| 17 | 과목 | 모성간호학 | 난이도 | ●●○ | 정답 | ② |

② 루빈검사(Rubin Test)는 여성의 월경주기 초기에 난관의 개방여부를 확인하기위해 시행한다. 자궁목에 Rubin 관을 통해 이산화탄소 가스를 주입하여 검사한다. 정상 시 가스가 복강 내로 배출되어 견갑통을 호소한다.
① 배란을 예측하기 위해 기초체온검사를 시행한다. 배란후 프로게스테론의 영향으로 체온이 상승한다.
③ 배란기에 자궁목점액검사 시 에스트로겐의 영향으로 경부점액이 맑고 투명하며 견사성이 크다.
④ 쉴러검사에 대한 설명으로 정상세포는 요오드 용액에 짙은 갈색으로 염색되나 암세포의 경우 염색되지 않는다.
⑤ 자궁목세포진검사는 이형세포 조기발견을 위해 시행하는 검사다.

| 18 | 과목 | 모성간호학 | 난이도 | ●●○ | 정답 | ④ |

④ 전치태반에 대한 설명이다. 임부를 절대안정 시키고 출혈량, 태아상태를 관찰하며 임신을 유지한다.
① 옥시토신은 자궁을 수축시키는데, 전치태반일 때 자궁이 수축하면 태반을 건드려 출혈을 악화시킬 수 있다.
② 출혈을 유발할 수 있으므로 내진은 하지 않는다.
③ 자궁저부 마사지는 분만 후 출혈 예방을 위해 시행하기도 하지만 전치 태반에서는 태반을 자극하여 출혈을 악화시킬 수 있다.
⑤ 태아곤란증이 있는 경우 즉시 응급제왕절개수술을 하겠지만 태아의 현재상태가 안정적이고 임신 27주밖에 되지 않아 임신을 유지하는 것이 적절하다.

| 19 | 과목 | 아동간호학 | 난이도 | ●●○ | 정답 | ④ |

④ 절대호중구(ANC)가 500 이하로 나타나는 재생불량성빈혈 대상자 아동에게는 골수를 자극하여 더 많은 백혈구를 만들어 피로 내보내는 생체 조직에서 생산되는 당단백의 일종인 G-CSF의 투여가 필요하다.
①②⑤ 호중구 감소 치료와는 무관하다.
③ 호중구 감소증 자체 치료로는 잘 사용되지 않으며 오히려 면역 억제로 인해 감염 위험이 높아진다.

| 20 | 과목 | 아동간호학 | 난이도 | ●○○ | 정답 | ① |

② 갑작스러운 충격이나 평형의 변화로 사지가 갑작스럽게 외전하며 뻗치고 손가락이 펼쳐지며, 그후 사지가 굴곡되고 내전되는 반사이다.
③ 신생아의 머리를 한쪽으로 돌리면, 그쪽의 팔과 다리는 신전되고 반대쪽은 굴곡되는 반사이다.
④ 신생아를 딱딱한 면에 엎어 누인 채 엄지손가락으로 천골에서 목까지 척추를 따라 누르면 울음, 사지굴곡, 골반과 머리를 들어 올리는 반사이다.
⑤ 손가락과 발가락을 건드리면 손과 발바닥을 오므리는 반사이다.

| 21 | 과목 | 아동간호학 | 난이도 | ●○○ | 정답 | ② |

고위험 신생아 간호의 최우선 목적은 호흡을 확보하고 유지하는 것이다.

| 22 | 과목 | 아동간호학 | 난이도 | ●●○ | 정답 | ④ |

선천성 거대결장은 변비, 성장 장애, 복부 팽만, 리본 모양 대변 등의 증상이 나타난다.

**PLUS TIP** 선천성 거대결장
㉠ 장관 내 신경절세포가 선천적으로 존재하지 않는 질환이다.
㉡ 대표 증상 : 변비, 성장 장애, 복부 팽만, 리본 모양 대변

## 23

| 과목 | 아동간호학 | 난이도 | ●●○ | 정답 | ⑤ |

① 스트레스의 반응으로 퇴행 현상이 일시적으로 나타날 수 있으나 치료는 필요하지 않다.
② 질병을 죄에 대한 벌이라고 생각한다.
③ 학령전기 아동은 보존개념을 이해하지 못한다.
④ 죽음에 대해 완전히 이해하지 못하며 일시적이고 가역적인 것으로 생각한다.

## 24

| 과목 | 아동간호학 | 난이도 | ●●○ | 정답 | ④ |

아동은 아직 흉골이 단단하지 않아 손상 위험성이 있기 때문에 장골 전방이나 후장골능에 천자를 시행한다.

## 25

| 과목 | 지역사회간호학 | 난이도 | ●○○ | 정답 | ② |

재활간호사업의 목표는 장애인의 신체, 정신, 사회, 직업 및 경제적 능력을 최대한 회복 시켜 주고, 의학적, 사회적, 교육적, 직업적 수단을 최대한 동원하여 상호 조정함으로써 훈련을 통해 장애인의 능력을 가능한 최고 수준에 도달하도록 하는 것이다. 장애인의 잠재적 기능을 극대화하여 수용할 만한 삶의 질을 성취하도록 하며, 재활간호의 궁극적 목표는 장애인의 사회 통합 또는 사회 복귀이다.

## 26

| 과목 | 지역사회간호학 | 난이도 | ●○○ | 정답 | ③ |

살모넬라 식중독은 감염성 식중독에 해당한다.

> **PLUS TIP** 감염성 식중독과 독소형 식중독
>
> ㉠ 감염성 식중독 : 음식물과 함께 섭취한 병원균이 체내에서 증식하거나 균을 다량으로 섭취해서 장관점막에 감염이 성립하고, 장 질환이 나타나는 경우를 말한다. 살모넬라, 장염 비브리오, 병원성 대장균이 있다.
> ㉡ 독소형 식중독 : 식중독 원인균이 음식물 중에서 증식하여 음식물 중에 생산된 균체 외 독소를 섭취하면서 발생한다. 포도상구균, 보툴리누스균, 웰치스균이 있다.

## 27

| 과목 | 지역사회간호학 | 난이도 | ●○○ | 정답 | ⑤ |

⑤ 별형은 전입형 또는 도시형으로 청장년층 및 유년층 등의 생산연령층 유입이 많다.
① 출생률과 사망률이 모두 높은 저개발국가형이다.
② 출생률과 사망률이 모두 낮은 선진국형이다. 인구 노령화 현상으로 노인인구문제를 초래한다.
③ 출생률과 사망률이 모두 낮고 출생률이 사망률보다 낮아 인구가 감소하는 감퇴형이다.
④ 전출형 또는 농촌형으로 청장년층의 유출과 출산력 저하로 유년층의 비율이 낮다.

## 28

| 과목 | 지역사회간호학 | 난이도 | ●●○ | 정답 | ② |

② 1차 예방 활동은 건강문제가 발생하기 전에 건강증진과 건강보호를 위해 행하는 활동이다.
①③ 2차 예방 활동은 존재하는 건강문제를 조기 발견하고 치료, 해결하는 데 중점을 두어 심각한 결과를 초래하는 것을 예방한다.
④⑤ 3차 예방 활동은 건강문제의 악화, 재발을 예방하고 재활을 통해 사회에 재적응할 수 있도록 돕는 것이다.

## 29

| 과목 | 지역사회간호학 | 난이도 | ●●○ | 정답 | ③ |

① 희귀한 건강문제나 만성병의 원인을 규명하는 데 적합하다.
② 대조군 선정 방법이 가장 어려운 문제이다.
④ 건강문제 발생의 원인이 유해요인인 것을 규명하는 연구이다.
⑤ 특정 기간 한정된 모집단에서 질병과 특정 속성과의 관계를 조사하는 것은 단면연구이다.

## 30

| 과목 | 지역사회간호학 | 난이도 | ●○○ | 정답 | ② |

① 유기용제 중독은 감염여부와 관련이 없다.
③ 납 중독 예방관리에 관한 설명이다.
④ 수시 건강검진을 실시해야 한다.
⑤ 크롬 중독 예방관리에 관한 설명이다.

## 31
| 과목 | 지역사회간호학 | 난이도 | ●○○ | 정답 | ① |

항정신병 약물 복용 후 부작용으로 목과 어깨가 뒤틀리거나, 얼굴, 턱 근육의 경직, 연하곤란, 호흡곤란 등의 급성 근긴장 이상증과 같은 추체외로계 부작용(EPS)이 나타날 경우 항파킨슨 약물인 Benztropine을 투여한다.

## 32
| 과목 | 정신간호학 | 난이도 | ●○○ | 정답 | ② |

Clozapine 투약 시 부작용으로 무과립구증이 나타날 수 있다. 무과립구증은 발열, 인후통, 감염증상이 나타나며 정기적으로 CBC 혈액검사를 시행하여 확인할 수 있다. 무과립구증은 초기 발견 시 약물을 중단하면 거의 정상 수준으로 회복된다.

## 33
| 과목 | 정신간호학 | 난이도 | ●○○ | 정답 | ④ |

① 안정감을 주기 위해서 친숙한 간호제공자가 간호를 제공하고 가능한 치료자를 바꾸지 않는다.
② 자주 사용하는 물건은 손닿는 곳에 둔다.
③ 기억나지 않는 사건에 대해 묻는 것은 좌절감을 느끼게 할 수 있으므로 대화의 초점은 환자가 원하는 주제에 맞춘다.
⑤ 활동범위를 제한하기 보다는 안전한 범위에서 적정 기능 수준을 유지할 수 있도록 도와야 한다.

## 34
| 과목 | 정신간호학 | 난이도 | ●○○ | 정답 | ③ |

반사회적 인격 장애는 사회적 규범 무시, 반사회적 행동, 충동적 행동, 범죄행위 후 자신의 행동에 잘못했다는 느낌이 전혀 없으며 위험한 상황에서도 불안하거나 긴장하지 않는다.

## 35
| 과목 | 정신간호학 | 난이도 | ●○○ | 정답 | ③ |

알코올 의존환자를 치료함에 있어 가장 우선시 되어야 하는 것은 술을 완전히 끊고 다시 마시지 않도록 하는 것이다. 개방적, 무비판적, 지지적인 태도로 환자와 치료관계를 형성하여 일관적인 규칙을 적용한다.

| 36 | 과목 | 정신간호학 | 난이도 | ●●○ | 정답 | ⑤ |

주의력 결핍·과다활동장애(ADHD) 아동에 대한 간호중재 질문이다. ADHD 아동은 부주의하여 집중이 어렵고 일을 끝까지 해내지 못하거나 일을 순서대로 진행하지 못하는 등의 증상과 과다활동 및 충동성으로 산만하고 타인의 일을 방해 및 간섭하는 증상을 보인다. 이를 중재하기 위해서는 아동이 과다한 에너지를 배출할 수 있는 출구를 제공하고 사람이 많은 곳을 피하며 엄격한 태도로 훈련을 시켜야 한다. 일을 끝내는 데에 집중할 수 있도록 지시는 단순하고 구체적이어야 하고 과다한 자극을 주어선 안 된다.

| 37 | 과목 | 간호관리학 | 난이도 | ●○○ | 정답 | ① |

마케팅 믹스는 기업이 마케팅 목표에 따라 설정한 시장표적에 마케팅 활동을 집중시키기 위해 사용하는 모든 투입변수 등을 해당기업의 환경과 상황에 맞게, 그리고 마케팅 효과가 최대화되도록 배합하는 마케팅 전략이다. 야간 진료, 중환자실의 보호자실 설치, 응급실 진료 등은 제품 자체를 통해 마케팅 활동하는 제품전략에 해당한다.

**PLUS TIP  마케팅 믹스**

㉠ 제품 전략(product) : 물리적 제품, 품질 수준, 포장, 브랜드 등 서비스(제품) 자체를 의미하며 서비스의 질과 양으로 구성된다.
㉡ 유통 전략(place) : 접근 경로, 운송, 보관, 위치, 시간관리 등 시간과 장소, 정보의 접근성과 관련이 있다. 편리함(접근성)이 핵심 요소다.
㉢ 촉진 전략(promotion) : 설득력 있는 커뮤니케이션으로 제품을 홍보하고 소비를 촉진하는 모든 마케팅 전략이다. 인적 판매나 광고, 판촉, 입소문 등이 해당된다.
㉣ 가격 전략(price) : 가격유연성, 가격수준, 가격차별화 등 제품과 서비스에 부여된 비용으로 간호서비스에 대한 수가 조정 전략 등이 해당된다.

| 38 | 과목 | 간호관리학 | 난이도 | ●●○ | 정답 | ③ |

③ 적신호사건은 위해사건 중에서 의료 환자에게 장기적이고 심각한 위해를 가져온 사건을 말한다.
① 의료오류가 발생하여 환자에 대한 위해의 가능성이 있을 수 있었지만, 우연, 예방, 완화조치 등에 의해 환자에게 위해가 발생하지 않은 사건을 말한다.
② 의료 환자에게 위해를 가져온 사건을 말한다.
④ 표준 진료를 수행하지 못해 환자에게 손상을 유발하여 과실로 인정된 것이다.
⑤ 현재의 의학적 지식수준에서 예방 가능한 위해사건 혹은 근접오류를 총칭한다.

## 39

| 과목 | 간호관리학 | 난이도 | ●○○ | 정답 | ② |

계층별 간호관리자

㉠ 최고 관리자 : 대내외적으로 간호 부서를 대표하며 간호 부서의 최종적인 권한 및 책임을 가지고 있다. 간호 부서의 대변자로 병원의 중요한 의사결정에 참여하며 중요한 회의를 맡아 처리한다.
㉡ 중간 관리자 : 간호 부서의 정책수립과 업무집행을 시행하며 임상 간호의 발전을 위한 연구를 지휘한다. 적절한 간호가 제공되도록 현장을 지도하고, 간호부서의 전반적인 사항을 간호부서장에게 보고한다.
㉢ 일선 관리자 : 수간호사를 말한다. 간호 단위를 대표하여 간호 부서 회의에 참여하고 환자의 요구, 간호사의 능력을 파악하여 업무를 배분하는 역할을 한다. 간호의 질 관리를 위해 다양한 연구를 계획한다.

## 40

| 과목 | 간호관리학 | 난이도 | ●○○ | 정답 | ① |

① 접근성은 시간이나 거리 등의 요인에 의해 의료서비스의 비용에 제한을 받는 정도이다.
② 효율성은 의료서비스의 제공 시 자원이 불필요하게 소모되지 않고 효율적으로 활용되었는지에 대한 정도이다.
③ 지속성은 의료서비스의 시간적, 지리적 연결 정도와 상관성을 말한다.
④ 형평성은 보건의료의 분배와 주민에 대한 혜택에서의 공정성을 결정하는 원칙에 대한 순응을 의미한다.
⑤ 이용자 만족도는 의료서비스에 대한 이용자의 판단을 말한다.

## 41

| 과목 | 간호관리학 | 난이도 | ●○○ | 정답 | ④ |

④ 조직 구성원이 조직의 목표 달성을 위해 자신들의 과업을 적극적으로 수행하도록 유도하는 관리 기능이다.
① 조직의 목표를 설정하고 구체적 행동방안을 선택하는 과정이다.
② 목표성취를 위해 자원을 배분하는 과정이다.
③ 인력을 조달하고 유지, 개발, 활용하는 과정 즉, 인적자원을 관리하는 단계이다.
⑤ 목표달성을 위한 활동이 계획대로 진행되고 있는지를 확인하고 피드백을 제공함으로 교정하는 과정이다.

## 42

| 과목 | 간호관리학 | 난이도 | ●○○ | 정답 | ⑤ |

병원윤리위원회는 예산 문제는 다루지 않는다. 병원 윤리위원회는 병원 직원과 교육생들의 윤리 교육을 실시하며, 윤리적 문제가 발생할 경우 사례 분석을 통한 문제해결을 진행한다. 또한, 윤리적 의사결정을 위한 절차 확립 등 병원 정책 및 규범의 윤리적 검토를 실시한다.

| 43 | 과목 | 기본간호학 | 난이도 | ●○○ | 정답 | ② |

② 정상 소변은 연한 노란색에서 호박색이 정상범위이며 혼탁하지 않고 투명해야 한다.
① pH 농도는 4.6 ~ 8.0까지 정상범위로 볼 수 있다.
③ 성인의 경우 보통 1일 5 ~ 6회 배뇨하며, 10회는 빈뇨이다.
④ 적혈구 2개 이내는 정상뇨로 보며, 요로계 손상이 있을 경우 혈뇨가 발생한다.
⑤ 요비중은 1.010 ~ 1.025를 정상범위로 보며, 신체 내 수분상태를 확인할 수 있다.


| 44 | 과목 | 간호관리학 | 난이도 | ●○○ | 정답 | ① |

좌약 투여 시 내과적 무균술을 사용한다.

**PLUS TIP 외과적 무균술**
㉠ 멸균법으로 미생물이 없는 물건과 영역을 제공, 보존에 이용하는 방법이다.
㉡ 정맥주사관 삽입, 유치도뇨관, 멸균 드레싱 교체, 주사 약물 준비 등이 있다.
㉢ 수술실, 분만실, 특정 지역에서 더 자주 이용된다.
㉣ 병원균과 아포 포함 미생물 사멸이 필요한 물품은 멸균이 필요하다.


| 45 | 과목 | 기본간호학 | 난이도 | ●○○ | 정답 | ② |

㉢ CDC(2009) 지침에 의하면, 주사바늘이 혈관에 삽입되었는지 확인하기 위해 내관을 당겨보는 절차는 Z - track 기법에서 요구되지 않는다.
㉣ 주사 후에는 알코올 솜으로 주사부위를 눌러주고 마사지는 하지 않는다. 마사지를 하면 약물이 피하조직으로 누출될 수 있기 때문이다.


| 46 | 과목 | 기본간호학 | 난이도 | ●○○ | 정답 | ⑤ |

⑤ 코데인은 진해, 진통, 지사의 효과가 있다.
① 마약성진통제는 호흡이 느릴 때(서호흡) 사용하지 않는다.
② 마약성진통제는 중추신경계에 작용한다.
③ 낙소졸은 비스테로이드성 소염진통제로 비마약성 진통제이다.
④ 데메롤의 부작용으로는 경련, 저혈압, 무호흡 등이 있다.

| 47 | 과목 | 기본간호학 | 난이도 | ●●○ | 정답 | ④ |

④ 류마티스인자(RF factor)와 anti-CCP가 양성이므로 신 씨는 류마티스 관절염 환자이다. 류마티스관절염은 조조강직과 휴식 후 통증이 특징적이다. 류마티스관절염 환자에서는 안구건조, 구강건조 등 쇼그렌 증후군이 동반될 수 있다. 또한, 흡연 역시 류마티스관절염의 대표적인 위험인자 중 하나이다. RF(류마티스인자)의 양성 기준은 20IU/ml 이상, anti-CCP(항CCP항체)의 양성 기준은 5.0U/ml 이상이다. 문제의 검사 결과에서 RF factor 20 IU/ml, anti-CCP 6.5 U/ml로 모두 양성 기준을 만족한다.
① 척추측만의 증상으로 RA와는 무관하다.
② 휴식 후 통증이 생기는 것은 골관절염이며, 류마티스 관절염은 조조강직을 특징으로 한다.
③ 뼈의 마찰음은 주로 골관절염에서 생긴다.
⑤ 전신성 홍반 루푸스의 증상이며 햇빛에 노출되었을 때 뚜렷해진다.

| 48 | 과목 | 기본간호학 | 난이도 | ●●○ | 정답 | ④ |

④ 장루 주머니는 악취를 가능한 억제하기 위해 1/2 ~ 1/3 정도 찼을 때 비운다.
① 주머니는 장루보다 3 ~ 5mm 정도 크게 준비한다.
② 장루 주변 피부는 중성세제를 사용하여 닦는다.
③ 피부 보호판이 크면 장루와 보호판 사이로 변이 새어나와 주변 피부에 자극을 줄 수 있다.
⑤ 주머니 부착 부위는 항상 건조하게 유지한다.

**PLUS TIP 장루 간호**

㉠ 장루 주변 피부 손상 유무를 주기적으로 확인한다.
㉡ 장루 주머니는 장루보다 3 ~ 5mm 크게 하며, 1/2 ~ 1/3 정도 차면 비운다.
㉢ 장루 주변 피부는 중성세제로 닦는다.
㉣ 주머니 부착 부위는 항상 건조하게 유지한다.
㉤ 주머니는 따뜻한 수돗물로 닦는다.

| 49 | 과목 | 기본간호학 | 난이도 | ●●○ | 정답 | ⑤ |

① 4도 화상은 심부전층 화상으로 근육과 뼈 등의 심부조직까지 손상된 상태를 말한다.
② 1도 화상은 표재성으로 표피만 손상된 것을 말한다.
③ 화상의 범위, 깊이, 원인으로 분류한다.
④ 1도 화상은 총체표면적(TBSA)의 화상면적 비율로 계산하지 않는다.

| 50 | 과목 | 기본간호학 | 난이도 | ●○○ | 정답 | ⑤ |

빨리 갈 수 있지만 넘어지기 쉬운 보행법은 그네 보행법이다.

# 강원대학교병원

## 실력평가 모의고사

답안지 (OMR)

# 강원대학교병원

## 실력평가 모의고사

**성 명**

강원대학교병원
실력평가 모의고사

# 강원대학교병원 실력평가 모의고사

성명:

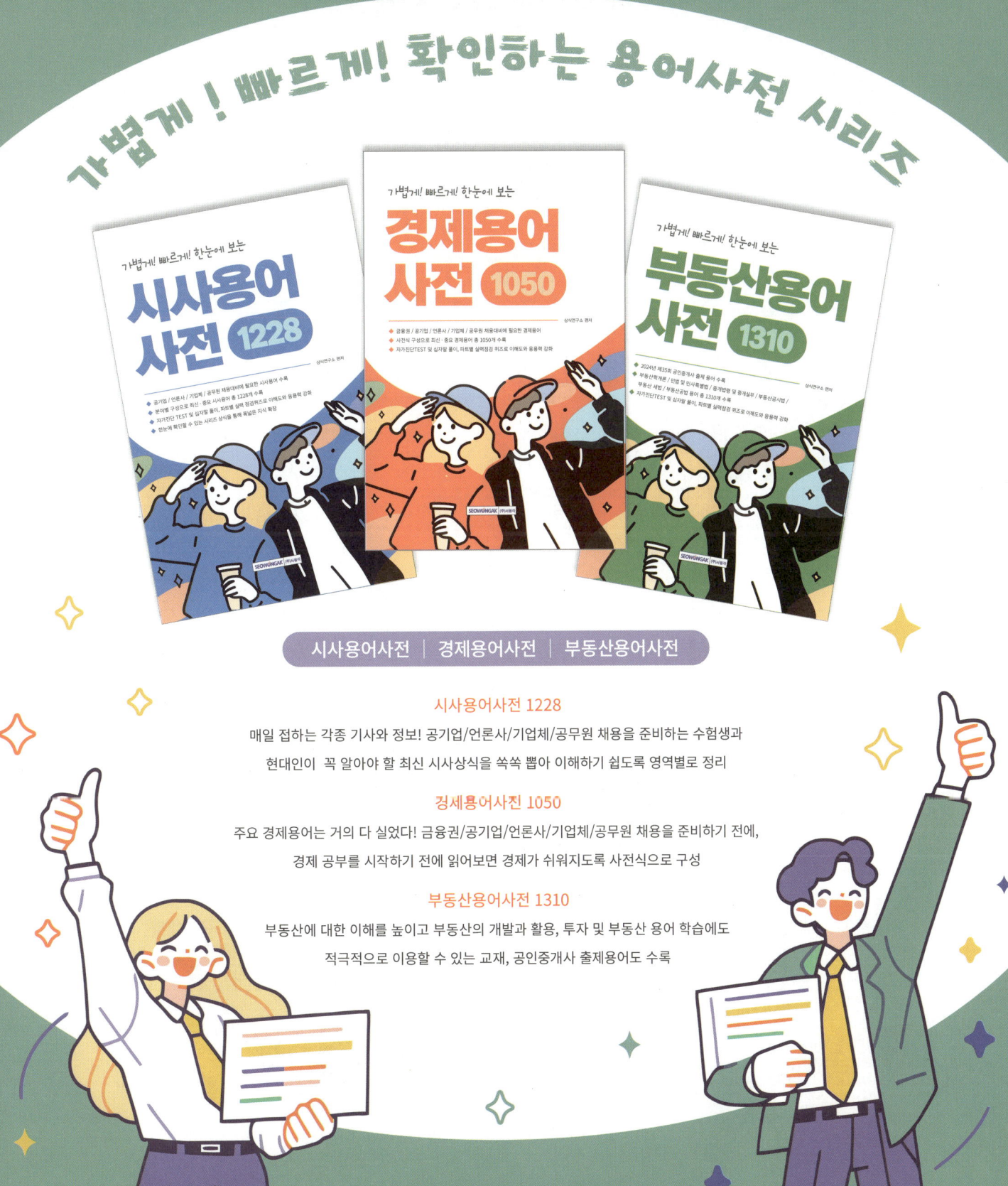

# 자격증

## 한번에 따기 위한 서원각 교재

한 권에 준비하기 시리즈 / 기출문제 정복하기 시리즈를 통해 자격증 준비하자!

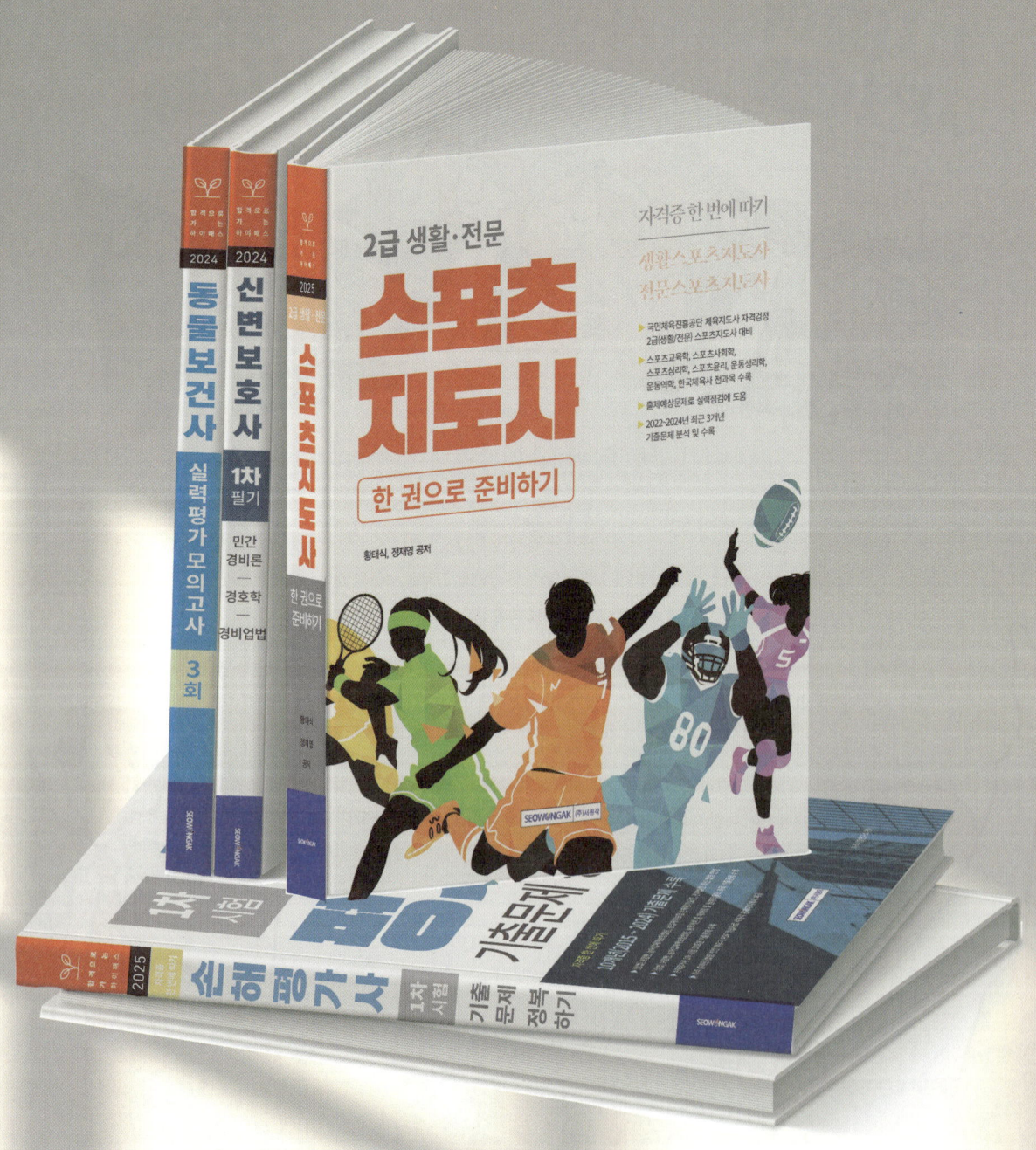